Einleitung

Männer neigen dazu, ihre Wut anders auszudrücken als Frauen. Untersuchungen zeigen, dass Männer oft gewalttätiger und weniger bereit sind, sich ihren Emotionen zu stellen und mit ihnen umzugehen als Frauen. Dieses Buch zeigt dem wütenden Mann, wie er sein Leben und seine Beziehungen zum Besseren verändern kann.

Dieses Buch hilft Ihnen, Ihre Wut zu verstehen, indem es die spezifischen Symptome chronischer Wut erklärt und zeigt, wie sich Ihre Handlungen negativ auf Ihr Leben auswirken. Es hilft Männern, gewalttätige Gefühle zu kontrollieren, indem es einfache Übungen anbietet, die speziell für Männer entwickelt wurden, um festzustellen, wann und warum Wut auftritt. Es hilft ihnen, neue

Gewohnheiten zu entwickeln, um Wut zu verhindern, bevor sie entsteht.

Das Buch bietet einen neuen und hochwirksamen Ansatz zur Wutkontrolle, der Ihnen die Werkzeuge bietet, die Sie benötigen, um Wut in Ihrem täglichen Leben zu verwalten. Sie erhalten ein tieferes Verständnis dafür, wie sich Wut auf alle Bereiche Ihres Lebens auswirkt - sowohl physisch als auch emotional - und spüren innerhalb weniger Wochen die Vorteile der Kontrolle destruktiven Zorns. Es zeigt Ihnen neue Bewältigungsverhalten, mit denen Sie in wutstimulierenden Situationen die Kontrolle erlangen können. Währenddessen werden die Techniken optimiert und in einem klaren, schrittweisen Format dargestellt, einschließlich praktischer Übungen. Es wurde so gestaltet, dass es so einfach wie möglich ist, ein Programm zusammenzustellen, das auf Ihre persönlichen Hindernisse und Auslöser zugeschnitten ist.

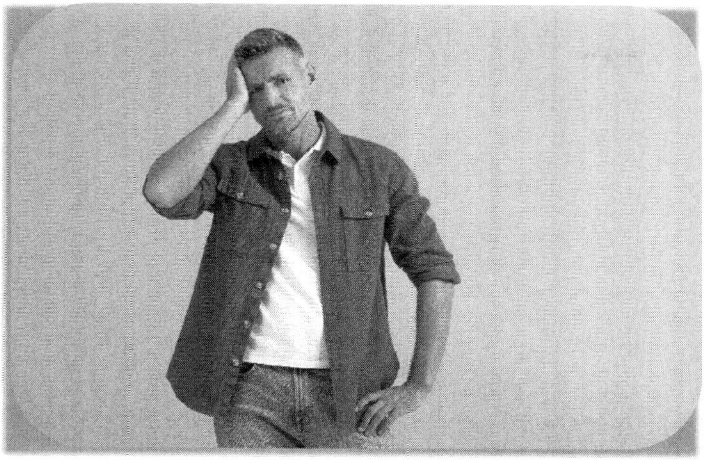

Hassen Sie sich, wenn Sie Ihre Kontrolle verlieren, trotz Ihrer besten Absichten?

Wahrscheinlich tun Sie das, wenn Sie mit Wut zu tun haben. Je emotionaler wir als Menschen sind, desto unberechenbarer werden wir. Das haben Sie vielleicht schon erlebt. Wenn ja, vermuten wir, dass der rote Nebel Sie wirklich erschreckt hat.

Vielleicht ist Ihnen klar, dass Sie die Menschen um sich herum verletzt haben und dass Ihr Temperament ausgeprägter ist. Vielleicht wissen Sie, dass sich die Menschen unsicher fühlen, wenn sie bei Ihnen sind, ohne zu wissen, in welcher Stimmung Sie sind und wie Sie reagieren werden. Vielleicht fühlen Sie sich auch unsicher und sind Ihrer Wut ausgeliefert.

An einem Ende der Skala und wenn sie unter Kontrolle bleibt, ist Wut eine natürliche und potenziell nützliche Reaktion. Irgendwo in der Mitte der Skala hilft es Ihnen das scheinbar Unmögliche zu erreichen. Am anderen Ende der Skala macht Ihnen Ihre Wut das Leben schwer.

Nur Sie wissen, an welchem Punkt Sie absichtlich jemanden verletzen möchten und wann Sie sich Ihrer eigenen Kontrolle entziehen. In jedem Fall ist es Zeit für eine Beratung zum Wutmanagement oder für einen Kurs zum Erlernen des Umgangs mit dieser Wut.

Unser Ziel ist es, Ihnen zu helfen, zu verstehen, was mit Ihnen passiert, und zu lernen, was Sie sofort und langfristig dagegen tun können.

Bevor Sie etwas anderes in Betracht ziehen - könnte Ihre Medikation die Ursache Ihrer Wut sein?

Wenn Sie Medikamente einnehmen, die Ihren mentalen Zustand beeinflussen, macht es wenig Sinn, sich für eine Wutmanagementberatung zu entscheiden. Sie haben keine Chance, die Kontrolle zu erlangen, wenn Ihre Medikamente Ihre Versuche, Ihre Wut zu überwinden, sabotieren.

Zweifellos werden Sie Ihre Wut auf etwas oder jemanden richten. Aber es ist möglich, dass Ihre Gefühle nichts mit dem zu tun haben, was in diesem bestimmten Moment passiert ist. Danach können Sie sich vielleicht nicht einmal mehr daran erinnern, worin das Problem lag!

Es kann sein, dass Ihre Medikamente dazu beitragen, dass Sie etwas fühlen-, von leicht gereizt bis völlig außer Kontrolle vor Wut, sogar über scheinbar gar nichts! Das erste, das Sie tun müssen, ist, die Nebenwirkungen zu überprüfen.

Vorgeschriebene Medikamente und Wut

Die folgenden verschriebenen Medikamente können von leichter Reizbarkeit bis zu absoluter Wut alles verursachen:

- Adderall zur Behandlung von ADHS und Narkolepsie (auch als Freizeitdroge verwendet),
- Lamotrigin zur Behandlung von Epilepsie und bipolarer Störung,
- Antidepressiva aus der SSRI-Familie, d. h. Sie werden nicht nur bei Depressionen, sondern bei einer Vielzahl von Stimmungsstörungen verschrieben,
- Betablocker zur Behandlung von Bluthochdruck und Herzproblemen,
- Statine zur Behandlung von hohem Cholesterinspiegel,
- Benzodiazepine verschrieben bei Angstzuständen und Schlafstörungen.

Könnten Sie einfach aufhören, Ihre Medikamente einzunehmen?

Unter keinen Umständen sollten Sie die Einnahme Ihrer verschriebenen Medikamente abbrechen!

Warum nicht?

Ein plötzliches Aussetzen Ihrer Medikamente kann äußerst gefährlich sein und Ihre Gesundheit schwer schädigen.

Wenn Sie also über Nebenwirkungen besorgt sind, müssen Sie mit Ihrem Arzt sprechen, bevor Sie Änderungen an Ihrer Aufnahme vornehmen.

Nehmen Sie irgendwelche Drogen?

Freizeitdrogen umfassen:

- Stimulanzien wie Kokain, Marihuana, Methamphetamin, Amphetamin und Kunststoffe,
- Halluzinogene wie LSD und PCP.

Wut und Depression sind miteinander verbunden. Und wenn Sie Freizeitdrogen konsumieren, wären wir überhaupt nicht überrascht, wenn Sie auch an Depressionen leiden.

Was ist Wut?

Der Realität des Zorns kann man nicht entkommen. Es betrifft jeden von Zeit zu Zeit. Es gibt buchstäblich Millionen von Menschen, deren Leben durch Wut so gut wie zerstört wurde.

Und doch gibt es so viele Menschen, die nicht erkennen, wie wütend sie wirklich sind oder wie sie diese Wut ausdrücken können. Viel weniger, wie es jeden Aspekt ihres Lebens beeinflusst, einschließlich all ihrer Beziehungen.

Was ist Wut?

Wut ist eine Emotion, die sehr mächtig und alles verzehrend sein kann. Es ist ein tiefes Gefühl von Missfallen, Feindseligkeit oder Antagonismus gegenüber jemandem oder etwas, von dem wir glauben, dass es uns verletzt hat.

Wut ist die psychologische Reaktion auf eine wahrgenommene Bedrohung, einen Provokationsakt oder eine feindliche Situation. Es kann sich als Gefühl oder als Reaktion auf einen internen oder externen Auslöser manifestieren. Unsere Reaktion auf Wut führt dazu, dass wir auf verschiedene Arten handeln. Sie können Menschen, die Ihnen wichtig sind, verletzende Dinge sagen oder sogar den Drang verspüren, zu weinen.

Wut kann so stark sein, dass sie uns sogar physisch beeinflussen kann. Zum Beispiel erhöht Wut die Herzfrequenz, den Blutdruck und den Adrenalinspiegel. Seine Wirkung auf das Nervensystem des Körpers kann zu einem geschwächten Herzen und versteiften Arterien führen. Es besteht auch das Potenzial für Leber- und Nierenschäden sowie einen hohen Cholesterinspiegel. Wut kann andere Probleme wie Depressionen oder Angstzustände mit sich bringen. Einige Wissenschaftler glauben, dass chronische Wut als Faktor, der zu einem frühen Tod beiträgt, gefährlicher sein kann als Rauchen und Fettleibigkeit.

Letztendlich ist Wut eine Reaktion darauf, wenn Sie sich von jemandem oder etwas verletzt, schwach, verletzlich oder auf irgendeine Weise herabgesetzt fühlen. Wir nutzen Wut, um uns stark und kontrolliert zu fühlen und um unsere Gefühle von Schmerz und Schwäche zu maskieren. Wenn Sie eine wütende Person sehen, sehen Sie eine verletzte Person, die Wut einsetzt, um all die Schmerzen auszugleichen.

Ausdruck von Wut

Wir alle kennen das Gefühl der Wut: den Adrenalinschub, die Straffung Ihrer Muskeln, das Bedürfnis, sich auszudrücken. Sie werden sich neu bewusst, wie schnell Ihr Herz schlägt. An verschiedenen Punkten in unserem Leben erleben wir Wut in unterschiedlichem Ausmaß - von einem flüchtigen Gefühl des Ärgers bis zur tatsächlichen Wut. Im Allgemeinen ist Wut durch ein gewisses Maß an Antagonismus gegenüber jemandem oder etwas gekennzeichnet, von dem Sie glauben, dass er oder es Ihnen Unrecht getan hat.

Es ist völlig normal, wütend zu sein. Wenn Sie Wut auf eine gesunde Weise ausdrücken, hilft dies, negative Emotionen zu verringern, und kann auch als Quelle der Motivation oder Inspiration dienen. Auf der anderen Seite kann Wut zu Problemen im Leben, in der Karriere und in Ihren Beziehungen zu anderen Menschen führen, wenn Wut destruktiv oder außer Kontrolle gerät - in Ebenen, die einen gesunden Ausdruck von Wut übertreffen. Es kann sich auch nachteilig auf Ihre körperliche und geistige Gesundheit auswirken.

Niemand möchte das Gefühl haben, von einer unvorhersehbaren und manchmal unberechenbaren Emotion kontrolliert zu werden. Es ist wichtig, den Ärger in Schach zu halten und die Kontrolle über Ihre Reaktionen zu behalten, wenn Sie Provokationen oder Widerständen ausgesetzt sind. Hier entspringt das Konzept des Wutmanagements: Kontrolle des Zorns, bevor er Sie kontrolliert.

Wut kann auf verschiedene Arten ausgedrückt werden, wird jedoch häufig in Form von passiver Aggression, offener Aggression oder durchsetzungsfähiger Wut gezeigt.

Menschen, die passiv aggressiv sind, drücken Wut aus, indem sie schweigen, schmollen oder die Sache oder Person ignorieren, die sie wütend gemacht hat, hauptsächlich, weil sie Konfrontationen vermeiden wollen oder nicht zugeben können, dass sie wütend sind.

Offene Aggression hingegen ist Ausdruck von Wut auf überwiegend gewalttätige oder manipulative Weise. Es kommt in Form von Mobbing und anderen physisch und verbal aggressiven Mitteln heraus.

Durchsetzungsfähiger Ärger - der gesündeste Ausdruck von Ärger - beinhaltet eine offene Kommunikation zwischen der Person, die wütend ist, und dem Angreifer sowie Kontrolle und Vertrauen für die verärgerte Partei.

Die Menschen merken oft nicht, wie wütend sie sind, bis es zu spät ist. Extreme und übermäßige Wut kann schwerwiegende Schäden verursachen und hat häufig auch schwerwiegende Folgen. Wutmanagement ist wichtig, da es Ihnen hilft, das Gefühl von Wut zu verstehen und angemessener zu reagieren.

Wut gehört zu einer Reihe von Emotionen, die wir alle erleben. Es ist in Ordnung und völlig normal, sich über Dinge zu ärgern, die Sie erlebt haben.

Wut kann jedoch zu einem Problem werden, wenn Sie diese durch nicht hilfreiches oder destruktives Verhalten ausdrücken - entweder gegenüber sich selbst oder anderen Menschen. Wut kann auch dazu beitragen, dass Sie psychische Gesundheitsprobleme wie Depressionen und Angstzustände entwickeln oder bestehende Probleme verschlimmern.

Wenn Sie diese Art von Dingen tun, könnte dies ein Zeichen dafür sein, dass Sie Unterstützung benötigen:

- **andere Menschen schlagen oder körperlich verletzen,**
- **Menschen anschreien,**
- **Gegenstände zerbrechen,**
- **die Kontrolle verlieren,**
- **Zeit mit Leuten verbringen, die Sie in Schwierigkeiten bringen,**
- **ständig Beziehungen beenden,**

- **in der Schule oder bei der Arbeit in Schwierigkeiten geraten.**

Erleben Männer und Frauen Wut unterschiedlich?

Männer und Frauen berichten, dass sie Gefühle unterschiedlich empfinden.

Zum Beispiel geben Frauen an, mehr Empathie zu empfinden als Männer. Hierbei werden Selbstbewertungsdaten verwendet, bei denen sich die an der Studie teilnehmenden Personen selbst bewertet haben. Beim Testen auf physiologische Reaktionen zeigten Männer und Frauen jedoch keinen Unterschied in ihrer Herzfrequenz, ihrem Blutdruck oder anderen Anzeichen.

Testosteron, ein Schlüsselhormon, das bei Männern und weniger bei Frauen vorkommt, spielt eine große Rolle bei der Wut. Eine veröffentlichte Studie zeigte, dass eine Einzeldosis Testosteron, die einer Frau verabreicht wurde, vorübergehend ihre Fähigkeit beeinträchtigte, die Emotionen anderer zu lesen. Dies bedeutet wahrscheinlich, dass es Männern aufgrund eines hormonellen Nachteils schwerer fallen muss, Emotionen zu verstehen und damit zu arbeiten, als es Frauen vielleicht tun. Und diese Unfähigkeit, mit Emotionen zu arbeiten, muss Männer frustrieren.

Untersuchungen ergaben außerdem, dass Frauen fast vier- bis fünfmal so viel weinen wie Männer. Dies unterstützt möglicherweise die vorherige Studie über den Einfluss von Testosteron auf Emotionen.

In einer 1993 durchgeführten Studie über die Wut von Frauen wurde gezeigt, dass Männer ermutigt wurden, offen mit ihrer Wut umzugehen, und Frauen sie nach innen gerichtet haben. Frauen werden ermutigt, nett zu sein, und Lügen wird vielleicht einer Demonstration von Wut vorgezogen. Dies könnte als Erklärung für die Kooperationsstrategien plausibel sein, die Frauen in ihren primitiven Sammlerrollen benötigt hätten. Das Lügen und Nett-Sein war vielleicht besser als direkt zu streiten und herauszufallen.

Was ist dann mit den Männern?

Wenn Männer Jäger waren, wäre das Zeigen von Angst oder Emotionen dem Zweck der Aufgabe nicht förderlich gewesen. Männer saßen nicht herum und redeten. Sie sprachen über die Jagd und die Strategie. Sie analysierten, was richtig lief und was nicht. Jegliche Angst wäre nicht nur aktiv entmutigt, sondern wahrscheinlich auch beschämt worden. Die Angst zu überwinden und „ein Mann zu werden“ wäre durch Einweihung und Ritus der Übergangszeremonien gefeiert worden.

Der Ausdruck von Emotionen ist bei Sportspielen gesellschaftlich akzeptabel und wird sogar von den großen Spielern als Vorbild genommen. Auf der anderen Seite sind Äußerungen über Trauer, Geburt ihrer Kinder, Frustrationen und andere Dinge, die auch emotionale Reaktionen hervorrufen, weder sozial akzeptabel noch ermutigend. Das Anzeigen von Sicherheitslücken wird als Zeichen dafür angesehen, dass Sie nicht hart genug oder kein „Mann“ sind.

Männer zeigen doppelt so häufig explosiven Zorn, töten viel häufiger oder werden getötet und begehen viel häufiger Selbstmord. Das ist viel Wut von Männern, die nicht in der Lage sind, ihre Angst anzuerkennen oder darüber zu sprechen, wie sie sich fühlen.

Männer und ihre Gesundheit

Mehr Männer sterben aufgrund ihrer Männlichkeit an Risikoverhalten als Frauen. Zum Beispiel starben nach Angaben der Weltgesundheitsorganisation (WHO) 3,14 Millionen Männer an übermäßigem Alkoholkonsum gegenüber 1,72 Millionen Frauen. In vielen Kulturen wird das Trinken sowie die Fähigkeit, große Mengen Alkohol zu trinken, als Zeichen der Männlichkeit angesehen. Die WHO berichtet auch, dass es eine geschlechtsspezifische Kluft beim Zugang von Menschen zu Gesundheitsdiensten gibt. Männer haben im Allgemeinen weniger Zugang zu Gesundheitsdiensten.

Das Risikoverhalten bei Männern ist nicht nur höher, sondern es ist auch weniger wahrscheinlich, dass sie Hilfe suchen, wenn sie diese benötigen. Dies gilt möglicherweise nicht nur für ihre körperliche Gesundheit, sondern auch für ihre geistige Gesundheit und damit für ihre emotionalen Bedürfnisse.

Was können die Männer dagegen tun?

Wir leben nicht in Höhlen, Männer sind nicht mehr in den traditionellen Jägerrollen und Frauen sind nicht in den Sammlerrollen. Früher haben wir auf eine Bedrohung im Dschungel reagiert, heute reagieren wir auf eine wahrgenommene Bedrohung in einer E-Mail. Unser Gegner hat sich verändert, unsere Antwort jedoch nicht. Wir müssen neue Wege lernen.

Angst haben, Unterstützung wollen, sogar Unterstützung brauchen - keine sind Anzeichen von Schwäche. Das macht uns menschlich und verbunden.

Die Unfähigkeit auszudrücken, wie Sie sich fühlen, nimmt das Gefühl nicht weg. Es lässt Sie einfach frustriert sein. Wenn Sie keine Hilfe suchen, fühlen Sie sich möglicherweise männlich, verkürzen jedoch Ihr Leben, verringern die Lebensqualität und sind unglücklich. Warum? Warum nicht anders lernen?

Wut ist ein Teil des emotionalen Spektrums. Ein besserer Weg, unsere Emotionen zu verstehen und auszudrücken, muss entwickelt werden. Lernen wir, die Gefühle zu verstehen, mit ihnen zu arbeiten und sie zu unserer Stärke zu nutzen. Es ist stark, Ihre Schwäche zu kennen und zu lernen und damit zu arbeiten.

Die Psychologie hinter Wut

Wut und die Amygdala

Unser Körper enthält viele Energien wie physische und psychische Energie.

Die meisten Menschen sind gut darin, ihr physisches Selbst zu trainieren. Unsere psychischen Energien müssen aber auch trainiert werden.

Wir müssen insbesondere lernen, mit unserer negativen psychologischen Energie umzugehen und sie auszuüben.

Der Unterschied zwischen Emotionen und Gefühlen

Eine Emotion ist die Ausführung einer komplexen Reihe von Aktionen oder Änderungen. Zum Beispiel eine Gesichtsveränderung wie ein Lächeln oder eine innere Veränderung, wie eine Erhöhung unserer Herzfrequenz.

Es gibt auch molekulare Veränderungen, die Chemikalien wie Dopamin und Adrenalin in den Blutkreislauf abgeben. In evolutionärer Hinsicht wurde eine Emotion ausgelöst, wenn die Möglichkeit einer Bedrohung (Tod) oder einer

Gelegenheit für Essen oder Sex bestand. Diese Veränderungen wurden übrigens durch unsere Lebenserfahrungen verändert.

Ein Gefühl ist der Prozess der Wahrnehmung dessen, was im Organismus vor sich geht, wenn dieser Organismus eine Emotion „hat". Unsere Emotionen können uns auf eine Bedrohung (Angriff) oder eine Gelegenheit (Essen) aufmerksam machen. Dies geschieht unbewusst, bis wir es „fühlen".

Unsere gefühlten Emotionen können einen großen Einfluss auf unser Verhalten haben. Es ist jedoch nicht notwendig, immer verhaltensmäßig auf unsere unbewussten Emotionen oder Gefühle zu reagieren. Glücklicherweise haben wir Kontrollsysteme im Gehirn, die uns helfen, unser Verhalten zu kontrollieren.

Emotionen können als treibende Kräfte hinter dem gesehen werden, was wir tun, sagen, denken und wie wir die Welt um uns herum wahrnehmen. Sie sind weitgehend automatisch, aber in unseren Stimmungen und unserem Temperament verwurzelt. Sie können als die Wurzel vieler unserer Probleme in unserem Leben angesehen werden, denn wenn unsere Emotionen automatisch sind, können sie die Kontrolle über uns haben.

Wenn wir ein gewisses emotionales Bewusstsein erreichen können, haben wir möglicherweise eine gewisse Kontrolle über die Auswirkungen unserer Emotionen auf uns. Stimmungen und Temperament sind länger anhaltend und haben diffusere Ursachen, die möglicherweise nicht bekannt sind.

Warum lernen, wie wir unsere Emotionen besser verwalten können?

Negative Emotionen haben negative Auswirkungen auf unseren Körper und auf unser Leben. Traurigkeit kann zu Energieverlust, verwirrtem Denken und schlechten Entscheidungen führen. Wut und Reizbarkeit können zu vermindertem Selbstwertgefühl, Drogenmissbrauch, Beziehungsproblemen und Arbeitsplatzverlust führen.

Negative Emotionen (Angst, Traurigkeit, Wut, Scham, Schuld) schränken unser Denken und unsere Reaktionen auf wahrgenommene Gefahr, Bedrohung oder Angst ein.

Neutrale Emotionen wie Überraschung und Verwirrung sagen uns nur, dass wir mehr Daten benötigen, um unsere Entscheidungen treffen zu können, während positive Emotionen (Glück, Freude, Liebe, Dankbarkeit) es uns ermöglichen, kreativer, einfallsreicher und innovativer zu sein und mehr Optionen und Möglichkeiten zu schaffen.

Wut ist eine gefühlte negative Emotion oder ein Gefühlszustand, der völlig normal ist; Jeder hat sie schon erlebt. Einige Tiere empfinden es auch.

Haben Sie jemals gesagt: „Du machst mich so wütend!" Oder: „Ich war so wütend darüber?" Das ist Ihre Erkenntnis, dass sich die erkannte Situation durch negative Emotionen und Gefühle, die wir Wut nennen, negativ auf Sie ausgewirkt hat.

Wut kann als Frustration beginnen, vielleicht wenn Sie etwas wollen, aber nicht bekommen. Etwas kann dem im Weg stehen, was wir wollen, und das frustriert uns. Wir möchten vielleicht sicher sein, geliebt, angehört, geschätzt, anerkannt, respektiert oder verstanden werden. Es kann eine beliebige Anzahl von Wünschen sein, die vereitelt werden und

Frustration verursachen. Es wurde festgestellt, dass eine durchschnittliche Person 20 Frustrationen pro Tag erlebte, die von sehr kleinen bis zu sehr großen Frustrationen reichten. Bei all diesen alltäglichen Frustrationen ist es nicht verwunderlich, dass wir von Zeit zu Zeit das bekommen, was wir alle als „wütend“ bezeichnen.

Andere „wütende“ Wörter sind: verärgert, belästigt, abgehört, enttäuscht, wütend, frustriert, ungeduldig, empört, gereizt, sauer, ärgerlich.

Häufige Quellen von Wut

Häufige Ursachen von Wut können sein:

- **Stau,**
- **arrogante oder unhöfliche Menschen,**
- **angeschrien zu werden,**
- **Menschen, die Ihre Zeit verschwenden,**
- **warten müssen,**
- **das Gefühl „benutzt“ worden zu sein,**
- **angelogen zu werden,**
- **unangemessene Besteuerung,**
- **Menschen, die daran zweifeln, was Sie sagen,**
- **zu Unrecht bestraft werden,**
- **zu Unrecht beschuldigt werden.**

Als Ergebnis der Frustration über unsere Wünsche, Bedürfnisse und Wünsche beschuldigen wir andere, uns daran gehindert zu haben, das zu bekommen, was wir wollen.

Wir stellen fest, dass wir dann diejenigen bestrafen wollen, die uns blockieren, und wir richten unsere Frustration auf die Menschen um uns herum - dies ist der äußere Ausdruck unserer gefühlten negativen Emotionen. Einige könnten es als Aggression ansehen. Es kann alles sehr schnell gehen oder auch langsam.

Wut ist keine Aggression

Wut ist keine Aggression und Wut muss nicht zu Aggression führen. Als Menschen haben wir die Fähigkeit, unser ausgedrücktes Verhalten zu kontrollieren. Wir möchten sie vielleicht nicht kontrollieren, aber wir können, wenn wir dies wünschen.

Wutmanagement lehrt wirklich, wie man unsere zum Ausdruck gebrachten Emotionen kontrolliert. Wir müssen etwas über Wut, Stressbewältigungstechniken, Durchsetzungsinstrumente und unseren emotionalen Verstand im Allgemeinen lernen. Wir können lernen, was Wut ersetzt, wenn wir in der Lage sind, die Lautstärke bei wütenden negativen Gedanken zu verringern. Einige würden vorschlagen, dass wir Humor verwenden müssen, um unser negatives Denken zu ersetzen oder zu verringern.

Wut und Amygdala

Wir haben die Kontrolle über unser Verhalten. Unser präfrontaler Kortex übernimmt die Kontrolle über unsere Impulse (unter anderem Funktionen). Die Amygdala (mandelförmige Struktur) befindet sich bilateral im Temporallappen (wenn Sie eine Linie von Ihrem Auge zum Hinterkopf ziehen und diese Linie halbieren, wobei eine Linie von Ihrem Ohr über Ihren Kopf verläuft, ist dies der Ort Ihrer Amygdala).

In der Forschung wird die Amygdala am häufigsten mit Angst in Verbindung gebracht. Die Amygdala erhält Eingabeinformationen aus den vielen sensorischen Systemen.

Wenn ausgelöst, kann die Amygdala diese Informationen verwenden, um dann unsere Ausgabeantworten zu beeinflussen. Die Ausgabeantworten liegen in der Regel in den Bereichen Einfrieren, Rennen oder Kämpfen.

Die Amygdala ist auch sehr gut darin, Assoziationen zu schaffen. Wenn es zum Beispiel ein Geräusch und dann einen Schmerz gibt, wird die Assoziation von Schmerz und diesem Geräusch gebildet.

Die Amygdala befasst sich besonders mit Bedrohung und der Angst vor Angriff und Schaden. Einmal ausgelöst, werden Dopamin und Adrenalin in den Blutkreislauf freigesetzt, die Durchblutung erhöht und wir sind im Grunde bereit, mit der wahrgenommenen Bedrohung umzugehen.

Der Neokortex (oberste 2-4 mm Schicht) des Gehirns kann viele Informationen verarbeiten (zu Themen wie motorischen Befehlen, räumlichem Denken, bewusstem Denken und Sprache), aber wenn diese Fähigkeit zur Informationsverarbeitung von der Amygdala entführt wird, aufgrund von wahrgenommene Bedrohung oder Chance, nimmt die Menge an Informationen, mit denen es umgehen kann, stark ab. Vom Umgang mit komplexen Problemlösungen bis hin zu einfachen, alles innerhalb von 0,85 Millisekunden.

Wenn Menschen sagen, sie können nicht denken, wenn sie wütend sind - beschuldigen Sie die Amygdala!

Hormone

Wenn die Amygdala aktiviert wird, wird eine Flut von Hormonen freigesetzt, die physischen und emotionalen Alarm auslösen. Es folgt ein Energieschub, der die Person auf die Kampf- oder Fluchtreaktion vorbereitet. Die Auswirkungen dieser Hormonspülung dauern mehrere Minuten. Während dieser Zeit ist die Person normalerweise außer Kontrolle und kann Dinge sagen oder tun, die sie später bereuen wird, wenn sich der denkende Teil des Gehirns wieder einschaltet.

Ferner wird ein zusätzliches länger anhaltendes Hormon freigesetzt, dessen Wirkung mehrere Stunden bis mehrere Tage anhalten kann.

Warum das Zählen bis 10 nicht immer funktioniert

Ein langanhaltendes Hormon im Körper kann erklären, warum jemand eine anfängliche, starke, wütende Reaktion hat, sich dann zu beruhigen scheint, aber später ein Verhalten zeigt, das aufgrund eines kleinen Vorfalls, der während des Hormons auftrat, unverhältnismäßig zur Situation ist.

Im Durchschnitt kann es 20 Minuten dauern, bis sich eine Person, die einen wütenden Erregungszustand erlebt hat, beruhigt und vom emotionalen Bereich zum denkenden Bereich des Gehirns übergeht.

Vielleicht müssen wir uns nur bewusst sein, dass physiologisch viel passiert, wenn wir wütend werden.

Wichtig zu wissen ist:

Es wird oft ungefähr 20 Minuten dauern, bis wir wieder logischer werden können.

Nur zu wissen, dass uns das wirklich helfen kann, wenn wir mit unserer Wut oder der eines anderen umgehen. Wenn wir wissen, dass jemand „von Amygdala entführt" wird, sollten wir ihm oder ihr etwas Zeit (über 20 Minuten) geben, bevor wir versuchen, zu klären oder zu diskutieren, was passiert ist, da es ungefähr so lange dauert, bis die Intensität der hormonellen Freisetzungen abnimmt.

Was sind die Arten von Wut?

Wir werden wütend darüber, was in der Welt um uns herum passiert. Es ist unsere interne Reaktion auf externe Stressfaktoren. Häufige Emotionen, von denen bekannt ist, dass sie Ärger auslösen, sind Angst, Scham, Traurigkeit, Frustration, Schuldgefühle, Enttäuschung, Sorge, Verlegenheit, Eifersucht und Verletzung. Alle diese Emotionen werden als negativ empfunden und als Bedrohung für unser Wohlbefinden angesehen.

Wenn wir es vereinfachen und in einen rein primitiven Sinn zerlegen, werden wir wütend, weil wir das Bedürfnis haben, uns selbst zu schützen. Zum Beispiel erhält ein Junge im Unterricht eine schlechte Note (Umweltstressor) und fühlt sich enttäuscht und verlegen (interner Auslöser). Er weiß, dass er zu Hause in Schwierigkeiten geraten wird (wahrgenommene Bedrohung). Später, wenn ein Klassenkamerad mit ihm spricht (auch eine wahrgenommene Bedrohung), stößt er ihn und schreit: „Lass mich in Ruhe." Die Enttäuschung des Jungen löste seine Wut und damit ein wütendes Verhalten aus.

Personen, die Schwierigkeiten haben, ihre Wut zu kontrollieren, oder die Wut außerhalb eines normalen emotionalen Bereichs erleben, können mit verschiedenen Arten von Wutstörungen auftreten.

Verschiedene Experten haben widersprüchliche Listen von Wutarten veröffentlicht, aber einige allgemein akzeptierte Formen von Wut umfassen:

- Chronische Wut, die anhält, kann das Immunsystem beeinträchtigen und die Ursache für andere psychische Störungen sein.
- Passive Wut, die nicht immer als Ärger empfunden wird und schwer zu identifizieren ist.
- Überwältigte Wut, die durch Lebensanforderungen verursacht wird, die für einen Einzelnen zu hoch sind, um sie zu bewältigen.
- Selbstverschuldete Wut, die auf das Selbst gerichtet ist und durch Schuldgefühle verursacht werden kann.
- Urteilswut, die sich gegen andere richtet und mit Ressentiments einhergehen kann.
- Flüchtige Wut, die manchmal spontane Anfälle von übermäßigem oder gewalttätigem Ärger beinhaltet.

Passive Wut

Menschen, die passive Wut erleben, bemerken möglicherweise nicht einmal, dass sie wütend sind. Wenn Sie passiven Ärger verspüren, können Ihre Emotionen als Sarkasmus, Apathie oder Gemeinheit angezeigt werden. Sie können an selbstzerstörerischen Verhaltensweisen teilnehmen, z. B. das Auslassen von Schule oder Arbeit, die Entfremdung von Freunden und Familie oder schlechte Leistungen in beruflichen oder sozialen Situationen. Für Außenstehende sieht es so aus, als würden Sie sich absichtlich selbst sabotieren, obwohl Sie dies möglicherweise nicht erkennen oder Ihre Handlungen nicht erklären können.

Da passiver Ärger unterdrückt werden kann, kann es schwierig sein, ihn zu erkennen. Eine Beratung kann Ihnen helfen, die Emotionen hinter Ihren Handlungen zu identifizieren und das Objekt Ihres Zorns ans Licht zu bringen, damit Sie Ihren Ärger umgehen können.

Aggressive Wut

Menschen, die aggressiven Zorn empfinden, sind sich normalerweise ihrer Gefühle bewusst, obwohl sie die wahren Wurzeln ihres Zorns nicht immer verstehen. In einigen Fällen leiten sie gewalttätige Wutausbrüche an Sündenböcke weiter, weil es zu schwierig ist, mit den wirklichen Problemen umzugehen. Aggressive Wut manifestiert sich häufig als flüchtiger oder Vergeltungszorn und kann zu physischen Schäden an Eigentum und anderen Personen führen. Das Erkennen von Auslösern und der Umgang mit Wut-Symptomen ist wichtig, um mit dieser Form von Wut positiv umzugehen.

Eine Hauptursache für Wut ist die Umgebung eines Menschen. Stress, finanzielle Probleme, Missbrauch, schlechte soziale oder familiäre Situationen und überwältigende Anforderungen an Ihre Zeit und Energie können zur Bildung von Wut beitragen. Wie bei Störungen wie Alkoholismus können Wutprobleme bei Personen, die von Eltern mit derselben Störung aufgezogen wurden, häufiger auftreten. Die Genetik und die Fähigkeit Ihres

Körpers, mit bestimmten Chemikalien und Hormonen umzugehen, spielen auch eine Rolle im Umgang mit Wut. Wenn Ihr Gehirn nicht normal auf Serotonin reagiert, ist es möglicherweise schwieriger, mit Ihren Emotionen umzugehen.

Von Zeit zu Zeit die Nerven zu verlieren bedeutet nicht, dass Sie ein Problem mit dem Wutmanagement haben. Psychiater untersuchen Trends in Ihrem Verhalten, emotionalen Symptomen und körperlichen Symptomen, um eine Wutstörung zu diagnostizieren.

Chronische Wut

Chronische Wut fühlt sich an wie ein anhaltendes und allgemeines Gefühl der Ressentiments anderer Menschen, ein weitreichendes Gefühl der Frustration unter bestimmten Umständen oder oft Wut auf sich selbst. Es wird durch ein Gefühl von Nörgelei und ständiger Irritation verkörpert: Die anhaltende Natur dieser Art von Wut kann tiefgreifende negative Auswirkungen auf die Gesundheit und das Wohlbefinden haben.

Urteilswut

Urteilswut ist zu Recht empört - diese Art von Wut ist normalerweise eine Reaktion auf eine wahrgenommene Ungerechtigkeit oder den Fehler eines anderen. Was dem oft zugrunde liegt, ist die Grundüberzeugung, dass Sie entweder besser oder schlechter als andere sind. Obwohl Urteilswut eine moralisch überlegene Haltung berechtigter Wut einnimmt, kann sie potenzielle Verbündete entfremden, indem sie ihre Meinungsverschiedenheiten ungültig macht.

Überwältigte Wut

Überwältigter Ärger ist eine unkontrollierte Art von Wut. Er tritt normalerweise auf, wenn wir das Gefühl haben, dass eine Situation oder Umstände außerhalb unserer Kontrolle liegen, was zu Hoffnungslosigkeit und Frustration führt. Diese Art von Wut tritt häufig auf, wenn wir zu viel Verantwortung übernommen haben oder unerwartete Lebensereignisse unsere übliche Fähigkeit, mit Stress umzugehen, gestürzt haben. Wut ist eine Emotion, die versucht, uns darauf aufmerksam zu machen, dass wir nicht das Gefühl haben, dass sich genug im Tank befindet, um mit den Stressfaktoren umzugehen, die sich vor uns stapeln, auch wenn wir noch nicht die richtigen Worte dafür finden.

Flüchtige Wut

Flüchtige Wut scheint aus dem Nichts zu kommen: Wenn dies Ihre Art von Wut ist, sind Sie sehr schnell verärgert über wahrgenommene Belästigungen, sowohl große als auch kleine. Sobald Sie Ihren Ärger impulsiv zum Ausdruck gebracht haben, beruhigen Sie sich oft genauso schnell. Leider kann flüchtige Wut unglaublich zerstörerisch sein, da die Menschen in Ihrer Umgebung möglicherweise das Gefühl haben auf Eierschalen laufen zu müssen, aus Angst, Ihre Wut auszulösen. Flüchtige Wut wirkt sich auf Ihre Fähigkeit aus, langfristige Beziehungen aufzubauen und aufrechtzuerhalten, da andere Stabilität und Vertrauen benötigen, um sinnvolle Verbindungen zu Ihnen aufzubauen. Wenn diese Option nicht aktiviert ist, kann flüchtiger Ärger zu heftigen Ausbrüchen führen.

Emotionale Symptome von Wutproblemen

Sie könnten denken, dass das emotionale Symptom von Wutproblemen auf Wut beschränkt ist, aber eine Reihe von emotionalen Zuständen könnte darauf hinweisen, dass Sie nicht positiv und gesund mit Wut umgehen. Ständige Reizbarkeit, Wut und Angst sind mögliche emotionale Symptome.

Wenn Sie sich überfordert fühlen, Probleme beim Organisieren oder Verwalten Ihrer Gedanken haben oder davon träumen, sich selbst oder andere zu verletzen, kann dies zu einer Wutstörung oder einem anderen Problem führen. Warten Sie nicht, bis diese Emotionen die Kontrolle über Ihr Leben übernehmen. Behalten Sie die Kontrolle, indem Sie noch heute Hilfe suchen.

Körperliche Symptome von Wutproblemen

Starke Emotionen bewirken oft körperliche Veränderungen im Körper, und Wut ist keine Ausnahme. Wenn Sie Wutprobleme nicht lösen, kann dies Ihre allgemeine Gesundheit gefährden. Einige körperliche Symptome von Wutproblemen sind:

- **Kribbeln,**
- **Herzklopfen oder Straffung der Brust,**
- **erhöhter Blutdruck,**
- **Kopfschmerzen,**
- **Druck in den Kopf- oder Nebenhöhlen,**
- **ermüden.**

Kurz- und Langzeiteffekte von Wut

Ungelöste Wutprobleme führen zu Angstzuständen, die sich langfristig auf Ihr Leben auswirken können. Zu den unmittelbaren Auswirkungen von Angstzuständen können Schwindel, schnelles Atmen, Übelkeit, Muskelschmerzen, Muskelverspannungen, Kopfschmerzen sowie Konzentrations- und Gedächtnisprobleme gehören. Solche Symptome können es schwierig machen, Routineaufgaben auszuführen, und können zu allgemeiner Wut über das Leben führen.

Langzeitangst kann gefährliche Risiken für Ihre körperlichen und emotionalen Zustände darstellen. Personen, die unter langen Angstzuständen leiden, können einem höheren Schlaganfallrisiko ausgesetzt sein. Schwerer Gedächtnisverlust, chronische Schlafstörungen und Beziehungsprobleme können ebenfalls auftreten. Bevor Ihr Ärger und Ihre Angst Ihr ganzes Leben lang Chaos anrichten, sollten Sie herausfinden, was Sie tun können, um den Zyklus zu stoppen.

Wie verändert Wut unsere Denkweise?

Wut kann die Art und Weise verändern, wie wir Risiken sehen. Studien haben gezeigt, dass es uns impulsiver machen und die Wahrscheinlichkeit schlechter Ergebnisse unterschätzen kann. In einer Studie schätzten Freiwillige, die sich wütend fühlten, die Wahrscheinlichkeit einer Herzerkrankung als geringer ein und gaben an, dass sie im Vergleich zu Freiwilligen, die aufgefordert wurden, sich ängstlich zu fühlen, eher eine Gehaltserhöhung erhalten würden. Wut kann uns je nach Kontext mutig oder rücksichtslos machen.

Wut beeinflusst auch die Gruppendynamik. Wenn wir wütend sind, neigen wir dazu, negativer und vorurteilsvoller über Außenstehende zu denken, und geben eher der Natur einer Person als ihren Umständen die Schuld an negativen Eigenschaften. Wütende Menschen neigen dazu, jemanden zu suchen, der die Schuld trägt, wie Untersuchungen zeigen. Dies kann dazu führen, dass sich eine verärgerte Person noch wütender über die beleidigende Person oder Gruppe fühlt und in einigen Fällen eine Spirale irrationaler Wut aufrechterhält.

Hat Wut Vorteile?

Wut wurde im Laufe der Geschichte ziemlich negativ gesehen. Im alten Rom sprach Seneca Wut als „selbst für den Krieg wertlos“ aus, während Zorn es auf die Liste der Todsünden schaffte. Die Wissenschaft legt jedoch nahe, dass es für den verärgerten Menschen einige Vorteile geben könnte, wenn nicht für die Gesellschaft insgesamt.

Wut kann als starker Motivator dienen. Äußerliche Äußerungen von Wut können auch Ihre Wahrnehmung verändern. Menschen geben eher jemandem nach, der als hartnäckig und dominant wahrgenommen wird.

Sind Männer wütender als Frauen?

Männer sind im Durchschnitt äußerlich aggressiver als Frauen, und daher kann angenommen werden, dass sie auch wütender sind. Dies scheint jedoch nicht der Fall zu sein. Untersuchungen haben durchweg ergeben, dass Frauen genauso häufig und so intensiv Ärger empfinden wie Männer. Männer, die sich wütend fühlen, zeigen eher Aggressionen, obwohl dies nicht bedeutet, dass Frauen nicht so häufig durch Wut motiviert sind. Eine Studie von Wissenschaftlern, die rund 200 Männer und Frauen befragten, ergab, dass Frauen genauso wütend waren und genauso häufig auf ihren Ärger reagierten wie Männer. Der Hauptunterschied, den sie identifizierten, war, dass Männer sich weniger effektiv fühlten, wenn sie gezwungen wurden, ihren Ärger einzudämmen, während Frauen besser in der Lage zu sein schienen, unmittelbare impulsive Reaktionen auf Ärger zu kontrollieren.

Einige haben vorgeschlagen, dass diese geschlechtsspezifischen Unterschiede auf zugrunde liegenden Unterschieden in der Gehirnbiologie beruhen. Eine Studie ergab, dass die Amygdala bei Männern und Frauen eine ähnliche Größe aufweist, eine zweite Region, die als orbitaler frontaler Kortex bezeichnet wird bei der Kontrolle aggressiver Impulse ist bei Frauen viel größer. Sie schlugen vor, dies könnte erklären, warum Frauen besser in der Lage zu sein scheinen, explosive Ausbrüche zu unterdrücken.

Man ist sich noch nicht sicher, inwieweit die Gehirnbiologie geschlechtsspezifische Unterschiede in Bezug auf Wut, aber auch andere Verhaltensweisen erklärt, und es gibt auch überzeugende Beweise dafür, dass gesellschaftliche Erwartungen eine Rolle spielen.

Wir wissen, dass selbst die Art und Weise, wie Lehrer Mädchen und Jungen in der Schule behandeln, sehr unterschiedlich ist und dass dies die Fähigkeit beeinflussen kann, diese Reaktionen zu regulieren. Es wird niemals nur das Gehirn sein, das diese Unterschiede erklärt. Es ist 100% komplizierter.

Psychische Gesundheit und Wut

Unsere Reaktion auf wütende Gefühle hängt von einer ausgewogenen Kommunikation zwischen mehreren Gehirnregionen ab. Wenn dies gestört wird, kann das Verhalten von Menschen unerwartet aggressiv werden.

Neurodegenerative Erkrankungen wie Alzheimer und insbesondere frontotemporale Demenz können zu einer Schädigung der Frontalregionen des Gehirns führen, die unsere instinktive Reaktion auf Frustration und Wut hemmt, sowie zu einer Störung der Verbindungen zwischen diesem Bereich und der Amygdala.

Im Durchschnitt wissen wir, dass Menschen mit frontotemporaler Demenz aggressiver, wütender und mürrischer werden. Es macht diese Gefühle offensichtlicher und die Art, sie auszudrücken, kann wirklich impulsiv werden.

Dies ist wahrscheinlich eine Mischung aus dem Verlust der Fähigkeit, automatische Reaktionen auf Frustration zu hemmen, aber auch der Schwierigkeit, Emotionen in einen Kontext zu setzen und zu verstehen, warum Sie sich auf eine bestimmte Weise fühlen.

Die Art und Weise, wie wir wütende Gefühle verarbeiten, trägt auch zu unserem geistigen Wohlbefinden bei. Bei einigen Menschen kann ein hohes Maß an Hemmung - ein ungewöhnlich aktiver frontaler Kortex - Wutausdrücke verhindern, aber auch dazu führen, dass sich Menschen depressiv fühlen.

Schließlich prägt die Lebenserfahrung auch die Art und Weise, wie Menschen Wut erfahren. Es gibt viele Untersuchungen, die zeigen, dass Gewalt mit romantisierender Wut und Aggression korreliert.

Eine kürzlich durchgeführte Studie, die darauf abzielte aufzudecken, wie Gewalt die kognitiven Prozesse von Menschen verändert, ergab, dass Menschen mit gewalttätigen Kindheiten in einem Experiment zwischen „guten“ und „schlechten“ Fremden unterscheiden konnten. Aber es war weniger wahrscheinlich, dass sie Menschen vertrauten, selbst wenn sie sich großzügig benommen hatten. Es formt sie so grundlegend, dass sie nicht leicht unterscheiden können, wem sie vertrauen können. Sie sind immer nervös und unsicher, wie sie in dieser sozialen Welt navigieren sollen.

Dieses ständige Gefühl der Bedrohung bedeutet, dass Wut und Aggression viel leichter ausgelöst werden können.

Die 4 emotionalen Stadien der Wut verstehen

Wut ist eine Emotion, die jeder erlebt. In der Tat kann es ein gesundes Barometer für etwas sein, das sich in Ihrem Leben ändern muss, oder ein Hinweis auf ein Beziehungsproblem, das angegangen werden muss. Wie alle Emotionen hat Wut unterschiedliche Intensitätsstufen oder „Stadien".

Wenn Sie verstehen, wie die Wut sich in Ihrem Leben zeigt, können Sie diese besser handhaben, indem Sie die Anzeichen erkennen, dass sie an die Oberfläche steigt. Auf diese Weise stellen Sie sicher, dass nicht so viele negative Konsequenzen für Sie oder Ihre Umgebung entstehen. Wenn Sie sich der Phasen des Zorns bewusster werden, können Sie auch Ihre emotionale Intelligenz oder die Gründe dafür steigern, sodass Sie sie als Werkzeug verwenden können, um positive und erhebende Veränderungen in Ihrem Leben vorzunehmen.

Genervt

Studien haben gezeigt, dass die meisten Menschen einige Male am Tag verärgert sind, und dies ist ein Zeichen dafür, dass etwas oder jemand Sie etwas stört oder irritiert. Beispielsweise hat möglicherweise jemand das letzte Stück

Kuchen im Pausenraum bei der Arbeit gegessen. Dadurch fühlen Sie sich ein wenig verärgert. Bei dieser Wut ist es eine gute Idee, alle Gedanken zu überprüfen, die Ihnen durch den Kopf gehen. Da Ihr Adrenalinspiegel immer noch relativ moderat ist, können Sie rational über einige der Gründe für Ihren Ärger nachdenken. Sie können auch feststellen, ob Ihre Wut gerechtfertigt ist, und Sie haben die Möglichkeit, eine vernünftige Lösung zu finden.

Wenn Sie am Beispiel des Kuchens Ihre Gedanken überprüfen, können Sie feststellen, ob Ihre Wut auf Mitarbeiter zurückzuführen ist oder ob dies möglicherweise ein Einzelfall war und Ihre Ungeduld darauf zurückzuführen ist, dass Sie nur übermäßig hungrig sind. Basierend auf Ihrer Entscheidung nach Überprüfung Ihrer Gedanken könnte Ihre Lösung darin bestehen, entweder eine Notiz für Ihre Mitarbeiter zu hinterlassen, um rücksichtsvoller zu sein, oder einfach „loszulassen" und stattdessen Ihr Mittagessen zu essen.

Wie bei allen Stadien der Wut kann der Auslöser für Ihren Ärger entweder Ihre inneren Gedanken oder ein äußeres Ereignis sein. In Zeiten mäßiger Wut ist die Verwendung Ihres Kopfes der beste Weg, dies festzustellen und eine vernünftige Lösung zu finden.

Frustriert

Wenn die Wut über eine leichte Belastung hinaus eskaliert und Sie spüren, dass Ihr Stresslevel zu steigen beginnt, sind Sie in einen Zustand der Frustration geraten. Hier können Sie Ihr Gehirn immer noch verwenden, um rational zu denken, aber aufgrund Ihrer erhöhten Unzufriedenheit mit dem, was passiert, ist es möglicherweise nicht so einfach, ruhig und klar zu bleiben. Aus diesem Grund ist es gut, an dieser Stelle einige Taktiken zur körperlichen Entspannung einzuführen, z. B. beruhigende Atmung, Muskelentspannungstechniken und beruhigende Bestätigungen.

Feindseligkeit

Feindseligkeit tritt in der Regel auf, wenn sich in Ihrem Leben viel Stress, Schmerz oder Angst angesammelt haben. Ihre Toleranz für frustrierende Ereignisse ist zu gering, als dass Sie mehr ruhig zurechtkommen könnten. Dies kann aus einer Reihe von Gründen auftreten, z. B. weil Sie übermäßig viele physische oder emotionale Schmerzen haben, mit Verantwortlichkeiten überlastet sind, hormonelle Ungleichgewichte haben oder nicht verstehen, wie Sie Ihre Emotionen so ausdrücken können, dass sie nicht im Inneren stecken bleiben. Feindseligkeit ist das Stadium, in dem Ihre Wut dazu neigt, sich von Ihnen zu lösen, bevor eine Lösung gefunden werden kann, um sie zu lindern.

Zu diesem Zeitpunkt übernimmt das „Kampf oder Flucht“-System des Körpers, das eingerichtet ist, um Sie vor Gefahren zu warnen. Da diese Reaktion das Gehirn beeinflusst, indem sie die Teile dämpft, die für die Moderation des Sozialverhaltens und die richtige Planung verantwortlich sind, wird der Versuch, sich von Ihrer Feindseligkeit zu befreien, wahrscheinlich nur zu weiterer Frustration und Wut führen.

Wütend

Dies ist die Phase, in der Sie sich völlig außer Kontrolle fühlen. Sie können destruktives Verhalten zeigen, wenn Ihre Wut diesen Punkt erreicht, wie z. B. übermäßiges Fluchen oder drohende Gewalt. Dies geschieht sehr schnell, bevor das rationale Zentrum des Gehirns Zeit hat, bewusst über Ihren Ärger nachzudenken, und das Überlebenszentrum übernimmt. Möglicherweise sind Sie aus den gleichen Gründen wütend, die Ihre Feindseligkeit ausgelöst haben, und das Erreichen dieses Stadiums kann auch darauf hinweisen, dass Ihr „reaktives“ Gehirnzentrum im Allgemeinen aktiver ist als Ihr „planendes“ Gehirnzentrum.

Verstehen Sie Ihre Wut: Woher kommt sie?

Eine der wichtigen Komponenten des Wutmanagements besteht darin, zu verstehen, woher Ihre Wut kommt, damit Sie darauf hinarbeiten können, Ihre Wut nicht nur zu verwalten, wenn sie auftritt, sondern sie auch davon abzuhalten, zu wachsen.

Oft liegt der Grund, warum wir wütend werden, in unseren Überzeugungen und Erwartungen. Wir erwarten, dass die Welt auf eine bestimmte Weise läuft. Wir glauben, dass die Dinge auf eine bestimmte Weise sein sollten. und wenn sie es nicht tun, führt die Diskrepanz zwischen diesen Gedanken und der Realität zu Wut.

Sie erwarten beispielsweise, dass der Bus um 8:30 Uhr ankommt. Er kommt jedoch erst um 8:45. Es ist natürlich, in einer solchen Situation wütend zu sein, besonders wenn Sie wirklich pünktlich irgendwo sein müssen. Nur weil das Gefühl natürlich ist, heißt das nicht, dass es obligatorisch ist. Es wäre sicher schön, wenn der Bus ankommen würde, wenn er soll. Aber wer sagt, dass die Welt so laufen sollte? Wenn Sie die ganze Welt auf Ihrem Standard halten, werden Sie bestimmt verärgert sein. Das Loslassen der Anforderung, dass alle anderen Dinge so sein sollen, wie Sie es möchten, ist ein viel einfacherer Weg, um durch das Leben zu kommen.

Das bedeutet nicht, dass Sie alles hinnehmen müssen. Wenn Ihr Freund ständig zu spät kommt, um sich mit Ihnen zu treffen, können Sie aufhören, sich mit ihm zu treffen.

Es ist in Ordnung, wütend zu sein, wenn jemand etwas falsch macht! Sicher, wir sollten wütend sein, wenn wir das

Böse in der Welt sehen. Aber das bedeutet auch, nicht alle anderen auf der Welt dafür verantwortlich zu machen, dass es so ist.

Das ist eine Überzeugung, an der Sie festhalten, die dazu beiträgt, dass Sie wütend werden, wenn andere Menschen dem nicht gerecht werden. Die Welt ist nicht verpflichtet, Sie nicht zu beleidigen. Die Welt wird so laufen wie immer - mit einigen guten und einigen schlechten Menschen, einigen zufälligen und einigen unglücklichen Ereignissen - und Sie müssen entscheiden, wie Sie Ihr Leben in diesem Kontext leben wollen.

Das Erkennen, wo Ihre Überzeugungen und Erwartungen Sie auf Misserfolg und Frustration vorbereiten, ist ein entscheidender Weg, um Ihren Ärger in den Griff zu bekommen.

Wut fühlt sich an, als würde sie von etwas außerhalb von uns verursacht.

Zum Beispiel, wenn andere uns wütend machen. Mein Chef macht mich so wütend. Mein Kind. Mein Mitbewohner. Der Präsident. Die ganze Regierung. Republikaner. Demokraten. SIE MACHEN MICH so wütend!

Wir betrachten Wut normalerweise nicht als UNSER Problem. Es ist jemand anderes, der mir etwas antut. Es ist etwas AUSSERHALB von mir.

Wut fühlt sich normalerweise so an, als würde sie augenblicklich aus dem Nichts ausbrechen.

Woher kommt also Wut? Wird es von anderen oder von unseren Umständen verursacht? Wenn unser Ärger von jemandem oder etwas außerhalb von uns verursacht wird, können wir nicht dafür verantwortlich sein. Es ist ihre Schuld, nicht meine.

Wut kommt von uns selbst.

Andere Menschen und Dinge, die uns passieren, verursachen keinen Ärger. Unser Zorn kommt von unserer Natur.

Die Wurzel unserer Wut: Wir wollen etwas und können es nicht bekommen. Es könnte etwas Kleines sein oder auch größere Dinge.

Unsere Wut wird nicht von irgendjemandem oder irgendetwas außerhalb von uns verursacht.

Unser Zorn kommt aus uns selbst. Die Ursache unseres Zorns sind unsere Wünsche. Wir wollen etwas und bekommen es nicht, also werden wir wütend.

Eine der Lügen ist, dass unser Zorn andere einschüchtern wird, um uns das zu geben, was wir wollen.

Wenn ich meine Frau anschreie, kann ich sie einschüchtern, mich zu respektieren. Wenn ich meine Kinder anschreie, wenn sie vor dem Schlafengehen herumalbern, werden sie mich „fürchten“ und mir gehorchen. Das ist eine absolute Lüge. Unsere Wut wird nichts bewirken.

Wir glauben, dass Wut die Menschen dazu bringt, das Richtige zu tun. Unser Zorn wird unsere Kinder dazu bringen, uns zu gehorchen und in Gerechtigkeit zu handeln. Nun, es könnte sie dazu bringen, uns aus Angst zu gehorchen, aber nicht, weil sie es wollen.

Was will ich, was ich nicht bekomme?

Dies ist eine großartige Frage, weil sie unserem Zorn auf den Grund geht. Jetzt fragen Sie nicht, was die andere Person tut, dass Sie frustriert. Sie fragen sich selbst, warum Sie wütend sind.

Das bringt die Verantwortung zu Ihnen. Gibt es eine Möglichkeit, ohne Wut damit umzugehen?

Denken Sie daran, wir sollten uns eher auf unsere eigenen Schwächen als auf die der anderen konzentrieren.

Wenn Sie das nächste Mal versucht sind, sich zu ärgern, stellen Sie sich die Frage: „Was möchte ich haben, dass ich nicht bekomme?"

Die Hauptursachen für Wut sind Ego, Angst und Frustration

Wut ist sowohl eine Wahl als auch eine Gewohnheit. Es ist eine erlernte Reaktion auf Frustration, bei der Sie sich so verhalten, wie Sie es lieber nicht möchten. In der Tat ist schwere Wut eine Form von Wahnsinn. Sie sind verrückt, wenn Sie Ihr Verhalten nicht unter Kontrolle haben.

Die meisten Menschen ärgern sich über kleine, einfache und alberne Dinge, die nicht nur das Selbst physisch und emotional schädigen, sondern auch die gesamte Atmosphäre des Büros und des Hauses verschmutzen, abgesehen von einem irreparablen Verlust der Beziehungen. Die Hauptursachen für Wut sind Ego, Angst oder Frustration.

Ego: Wir denken, dass wir immer Recht haben und der Rest der Welt falsch liegt. Was wir sagen, muss gehört und befolgt werden. Ego ist wie Staub in den Augen. Ohne den Staub zu beseitigen, können wir nichts klarsehen. Also befreien Sie sich von dem Ego und sehen Sie die Welt. Eine egoistische Person kann nicht die Fähigkeit haben, auf die Wahrheit zu hören. Daher meiden die meisten Menschen solche Menschen, da der Umgang mit ihnen sehr stressig ist und niemand Stress in seinem Leben hinzufügen möchte. Kurz gesagt können wir sagen, dass wir wütend werden, wenn unser Ego nicht zufrieden ist. Wenn es zufrieden ist, fühlen wir uns glücklich.

Angst: Hinter Wut steckt immer die Angst, machtlos zu sein oder die Person zu verlieren oder die Zugehörigkeit/Sache zu verlieren. Sie denken, dass Aggressivität und Überreaktion der beste Weg sind, um zu zeigen, dass sie stark sind.

Wut wird als defensive Reaktion auf das Gefühl der Hilflosigkeit eingesetzt. Wann immer Sie die Gefühle des

Zorns ausdrücken, stellen Sie sich nur eine Frage: „Wovor habe ich Angst?" Wenn der Fahrer nicht richtig fährt und Sie aggressives Verhalten gegenüber dem Fahrer zeigen, haben Sie möglicherweise Angst vor Unfällen, die das Auto beschädigen
oder Sie verletzen könnten. Wenn Sie wütend auf Ihren Sohn /Ihre Tochter/Ihren Ehepartner sind, wenn diese zu spät kommen, ist es die innere Angst, ob sie in Sicherheit sind. Wenn ein Angestellter oder Bediensteter dem Befehl nicht gehorcht und Sie wütend werden, besteht die Angst, machtlos zu sein. Wenn ein Arbeitnehmer seine Pflicht nicht erfüllt, was zu einer schlechten Leistung des Unternehmens führt und Sie wütend werden, besteht die Befürchtung, dass Ihr Chef Sie schlecht bewertet. Die wütenden Menschen sind diejenigen, die am meisten Angst haben.

Frustration: Wut kommt immer von frustrierter Erwartung. Meistens kommt Wut von Frustration, die sich sehr negativ auf Körper und Geist auswirkt. Wenn die Dinge nicht so laufen, wie wir es wünschen oder planen und es ein Hindernis gibt, werden wir sofort frustriert und wütend auf die Menschen um uns herum. Es gibt Menschen, die ruhig und rational mit diesen Problemen umgehen können, aber es gibt viele, die innerlich schwach sind und keine Kontrolle über ihre Gedanken haben und wütend reagieren. Frustration erzeugt nicht nur Ärger, sondern führt auch zu Depressionen, weil eine frustrierte Person alles als Problem betrachtet und negativ wird. In der Gesellschaft werden Menschen Sie mit ihren Worten und Handlungen verletzen und Sie können sie nicht ändern, aber Sie können die Gedanken ändern und die Gewohnheit entwickeln, loszulassen. Das Akzeptieren des Lebens ist einer der Wege, um Frustrationen zu vermeiden.

In einigen Fällen können hormonelle Ungleichgewichte auch wütende Reaktionen hervorrufen. Ein niedriger Spiegel an Testosteron-Hormon erzeugt eine Vielzahl von Symptomen,

d. h. ein Gefühl von Depression, Stimmungsschwankungen und oft verbunden mit männlichem Ärger und Aggression. In ähnlicher Weise treten in den Wechseljahren zahlreiche hormonelle Veränderungen im Körper auf, die neben der Anzahl emotionaler Probleme wie Stimmungsschwankungen auch große Auswirkungen auf körperliche Veränderungen haben. Während der Wechseljahre wird das hormonelle Gleichgewicht des Östrogens gestört und die Menschen werden impulsiver und reagieren wütend. Dieses Ungleichgewicht kann mit Medikamenten korrigiert werden, die neben der Meditation auch den Lebensstil verändern.

Wenn Sie diese Gewohnheit loswerden möchten, setzen Sie sich und analysieren Sie, warum Sie wütend werden. Die meisten Dinge, die während des Zorns getan werden, verursachen Bedauern und Schmerzen.

Wutbewältigung

Zunächst möchten wir Ihnen helfen, indem wir Ihnen eine klare Richtung für Ihre Selbsthilfereise geben. Ihr erster Schritt besteht darin, etwas genauer zu untersuchen, wie Ihre Wut aussieht.

Dies sind die Fragen, die wir Ihnen stellen würden, bevor Sie mit dem Wutmanagement beginnen:

- **Hatten Sie schon immer ein aufbrausendes Temperament?**
- **Waren Sie schon immer leicht irritiert oder frustriert?**
- **Denken Sie, dass Menschen im Allgemeinen weniger wert sind als Sie, und deshalb haben Sie sich die Erlaubnis gegeben, sich so zu verhalten?**
- **Wurden Sie von jemandem und/oder von etwas, das passiert ist, tief verwundet?**
- **Haben Sie Menschen, die Sie lieben, tief verletzt?**
- **Wurden Sie ungerecht behandelt oder kritisiert?**
- **Wurden Sie von jemandem schwer enttäuscht?**

- Scheinen Sie über nichts wütend zu werden - keiner dieser Gründe existiert für Sie?
- Gibt es eine Familiengeschichte von Aggression und Gewalt?
- Haben Sie sich depressiv gefühlt?
- Haben Sie eine besonders stressige Zeit durchgemacht?
- Haben Sie Beziehungsprobleme?
- Leiden Sie unter Schlafmangel?
- Haben Sie Probleme bei der Arbeit?
- Könnten Sie an einer Stressreaktion nach einem Trauma oder sogar an einer ausgewachsenen PTBS leiden, an einem arbeitsbedingten Vorfall, einem Unfall oder sind Sie in einer gewalttätigen Umgebung aufzuwachsen?
- Leiden Sie unter einem geringen Selbstwertgefühl und fühlen sich schnell kritisiert?
- Könnten Sie unter schwankenden Blutzuckerspiegeln leiden? Wurden Sie auf Diabetes getestet? Ein niedriger Blutzuckerspiegel kann Sie super reizbar machen!
- Werden Sie schnell eifersüchtig?

Wie man mit Wut umgeht, wenn man denkt, dass man den Verstand verlieren wird

Es gibt Zeiten, in denen Sie nur im Voraus wissen, dass Sie in Schwierigkeiten geraten werden. Hier sind einige Tipps zum Wutmanagement, mit denen Sie diese Anlässe besser handhaben können:

- Legen Sie ein Zeitlimit für eine schwierige Diskussion fest.
- Beschäftigen Sie sich jeweils mit einem Thema.
- Stimmen Sie zu für diese Zeit ruhig zu bleiben.
- Planen Sie Zeit ein, um sich nach der Diskussion zu entspannen und Spaß zu haben
- Planen Sie unmittelbar danach eine Kardio-Übung ein.
- Lernen Sie, sich aufrichtig zu entschuldigen.

Wie Sie Ihren Zorn kontrollieren, wenn sie sich provoziert fühlen

Unten finden Sie eine Liste möglicher Provokationen. Es kommt mit einem Warnhinweis: Je nachdem, wie Sie Ihren Ärger ausleben, ist Provokation keine Entschuldigung für Sie, sich schlecht zu benehmen.

Die Liste kann Ihnen jedoch dabei helfen, Muster in Ihrem Verhalten zu identifizieren, die sich darauf beziehen, dass Ihre Wut außer Kontrolle gerät.

Sie können diese Liste auch verwenden, um sich darüber im Klaren zu sein, wie häufig Sie diese Verhaltensweisen und Kommunikationsmethoden verwenden. Es ist möglich, dass

Sie Menschen dazu bringen, defensiv (d. h. provokativ) zu werden, indem Sie sie so behandeln oder mit ihnen sprechen.

- **Urteile,**
- **Ablagen,**
- **Anschläge,**
- **Trivialisierung,**
- **Beschuldigungen,**
- **Sarkasmus,**
- **Lügen,**
- **Schreien,**
- **Annahmen,**
- **Bedrohungen,**
- **Druck,**
- **unerwünschte Ratschläge,**
- **Vorträge,**
- **Rechtfertigung,**
- **Demütigung.**

Unerbittliche Kritik, Namensnennung, Sarkasmus, Herabsetzung und Demütigung sind alle Formen emotionalen Missbrauchs und in jeder Beziehung inakzeptabel.

Begrüßen Sie alle Ihre Gefühle!

Wut kann die ehrenwerteste Emotion sein, die Sie haben, wenn Sie wissen, was es ist, warum es erscheint und wie man damit arbeitet.

Alle Ihre Emotionen bringen Ihnen spezifische Begabungen und Fähigkeiten, und wir werden alle Ihre Emotionen dahingehend untersuchen, wie jede einzelne funktioniert, warum sie entsteht und welche Maßnahmen Sie ergreifen können, um mit jeder Ihrer Emotionen (anstatt gegen sie) zu arbeiten.

Wenn wir über Emotionen sprechen, beginnen wir immer mit Wut, denn diese Emotionen können Ihnen helfen, genau zu verstehen, wer Sie sind - als Einzelperson und als Mitglied sozialer Gruppen.

Wut ist eine gute Emotion, denn wenn Sie wissen, wie man damit arbeitet, können Sie selbst authentischer werden - und auch authentischer und ehrenhafter mit anderen interagieren. Wut ist eine wunderbare und pro-soziale Emotion, wenn Sie wissen, wie man damit arbeitet.

Wenn Menschen jedoch nicht wissen, wie sie mit Wut umgehen sollen, wenn sie andere damit angreifen oder wenn sie sie unterdrücken und sich verirren, kann Wut ein echtes Problem sein. Die Probleme, die viele Menschen mit Wut haben, machen es zu einer der am meisten gehassten Emotionen, die es gibt. Das ist eine Schande, denn Wut bringt Ihnen Geschenke, die unersetzlich sind.

Keine andere Emotion kann das tun, was Wut tut, und keine andere Emotion kann Sie so unterstützen, wie es gesunde Wut kann. Einfach ausgedrückt: Wut ist eine notwendige und großartige Emotion, die Ihr Leben und Ihre Beziehungen auf erstaunliche Weise verbessern kann.

Wenn Sie verstehen, dass Emotionen Ihnen bestimmte Gaben und Fähigkeiten bringen, können Sie die Art und Weise ändern, wie Sie mit Ihren Emotionen umgehen. Anstatt in eine vereinfachte Wertung zu verfallen (bei der Sie einige Emotionen fälschlicherweise als gut und positiv ansehen, während andere schlecht und negativ sind), kann dieser neue Ansatz Ihnen helfen, Emotionen tiefer und funktionaler zu verstehen.

Wenn Sie wissen, dass jede Ihrer Emotionen aus einem ganz bestimmten Grund entsteht und dass jede ihre eigene Handlung erfordert, können Sie auf alle mit Intelligenz und empathischen Fähigkeiten reagieren. Wenn Sie wissen, warum Ihre Emotionen entstehen, können Sie geschickt auf sie reagieren, auf ihre Gaben zugreifen und Ihr angeborenes emotionales Genie entdecken.

Umarmen Sie Wut

Schauen wir uns die spezifischen Gaben und Fähigkeiten an, die Wut Ihnen bringt.

WUT: Der ehrenwerte Wachposten

Vorteile: Ehre, Überzeugung, Selbstbewusstsein, gesundes Selbstwertgefühl, richtige Grenzen, gesunde Distanz, Schutz von sich selbst und anderen.

Maßnahmen: Wut entsteht, um Herausforderungen an das zu richten, was Sie wertschätzen: Ihren Standpunkt, Ihre Position, Ihre zwischenmenschlichen Grenzen oder Ihr Selbstbild. Ihre Aufgabe ist es, diese Dinge wiederherzustellen, ohne die Grenzen anderer zu verletzen. Ihre Wut wird auch dann auftreten, wenn andere herausgefordert oder abgewertet werden, und Ihre Aufgabe ist es, das Vergehen anzugehen und die Grenzen aller Parteien wiederherzustellen. Dies ist die heilige Praxis der Wut.

Interne Fragen: Was schätze ich? Was muss geschützt und restauriert werden?

Die Aufgabe von Wut ist es, Ihnen dabei zu helfen, effektive zwischenmenschliche Grenzen für die Dinge und Ideen zu setzen und aufrechtzuerhalten, die Sie schätzen. Auf seiner subtilsten Ebene hilft Ihnen Wut, gegenseitigen Respekt zu wahren und die Kommunikationswege in Ihren Beziehungen offen zu halten.

Leider wurden die meisten von uns nicht über die Feinheiten emotionaler Nuancen unterrichtet (das Verstehen von Nuancen hilft Ihnen, Emotionen in vielen verschiedenen Intensitäten zu identifizieren), und daher neigen wir dazu, Wut erst dann zu identifizieren, wenn sie ein sehr offensichtliches oder intensives Niveau erreicht hat. Da den meisten von uns nie beigebracht wurde, wie sie mit ihrem Ärger effektiv handeln können, kann dieser intensive Ärger oft auf sehr schmerzhafte Weise ausgeübt werden.

Wir waren alle am falschen Ende des schlecht gemanagten Zorns von jemandem und wir alle haben Zorn als Waffe (oder Sarkasmus als Stilett) benutzt. In der Tat, wenn die meisten von uns an Wut denken, sehen wir einen rotgesichtigen Stier oder ähnliches. Wut hat einen ziemlich schrecklichen Ruf.

Menschen können jedoch auch große Schmerzen und Probleme in ihrem Leben haben, wenn sie nicht genug Ärger haben. Schauen wir uns Wut also einfühlsam an.

Die Gaben der Wut identifizieren

Wir haben eine Reihe von Fragen an Sie, und wir möchten, dass Sie im gegenwärtigen Moment darüber nachdenken - in Bezug auf Ihre aktuellen Beziehungen und Ihre heutigen Fähigkeiten.

Diese Antworten können sich im Laufe der Zeit ändern. Konzentrieren Sie sich daher jetzt auf Ihre Situation.

Wenn Sie diese zehn Fragen beantworten, bewerten Sie Ihre Antworten bitte mit 1 bis 5: 1 (nein - nie), 2 (selten), 3 (manchmal), 4 (oft) und 5 (ja - immer).

1. **Ich fühle mich in meinen zwischenmenschlichen Beziehungen gehört und respektiert.**
2. **Ich fühle mich wohl, auch in Konflikten für mich selbst zu sprechen.**
3. **Ich passe gut auf mich auf.**
4. **Ich weiß, wer ich bin.**
5. **Ich kann klar zwischen meinen eigenen Bedürfnissen und den Bedürfnissen anderer unterscheiden.**
6. **Ich kann Nein zu Anforderungen an meine persönliche Zeit sagen.**
7. **Ich kann klar zwischen meinen eigenen Emotionen und den Emotionen anderer unterscheiden.**
8. **Ich kann präsent und konzentriert bleiben, wenn andere wütend sind.**
9. **Ich bin sensibel für Fragen der sozialen Gerechtigkeit.**
10. **Ich arbeite daran, die Welt für alle gerechter und liebevoller zu machen.**

Jede dieser Fragen bezieht sich auf die Geschenke der Wut. Eine niedrige Punktzahl (10 bis 20) kann bedeuten, dass Wut derzeit in Ihrem Leben nicht willkommen ist. Dies bedeutet, dass Ihnen diese Geschenke möglicherweise noch nicht zur Verfügung stehen. Dies kann und wird sich jedoch ändern, wenn Sie lernen, mit Ihrer Wut umzugehen.

Eine mittlere Punktzahl (21 bis 39) kann bedeuten, dass Sie in bestimmten Bereichen gut mit Ihrer Wut umgehen, in anderen Bereichen jedoch möglicherweise Schwierigkeiten haben. Wenn Sie lernen, mit Ihrer Wut einfühlsam umzugehen, können Sie alle Bereiche ansprechen, in denen Ihnen Ihr Ärger derzeit nicht zur Verfügung steht.

Eine hohe Punktzahl (40 bis 50) kann bedeuten, dass Sie und Ihre Wut sehr gut zusammenarbeiten. Beachten Sie jedoch, dass fast keine der oben aufgeführten Fähigkeiten und Fertigkeiten normalerweise mit Wut verbunden sind. Wenn Sie eine hohe Punktzahl erreicht haben, können die Menschen Sie als eigenständig, selbstbewusst, konzentriert, verantwortungsbewusst, ehrenwert, liebevoll und gerecht betrachten. Aber sie werden wahrscheinlich nicht in der Lage sein, ihren Weg zurück zu den Emotionen zu finden, die Ihnen helfen, all diese Eigenschaften zu bewahren!

Wut ist auch mit Gerechtigkeit verbunden; nicht nur für Sie selbst, sondern auch für andere. Ihre Wut kann hervorgerufen werden, wenn Sie sehen, dass jemand seines Selbstbewusstseins, seiner Rechte oder seiner Position beraubt wird. Wut ist eine sehr soziale Emotion. Wenn Sie ihre Nuancen und Feinheiten verstehen, kann es Ihnen helfen, eine wirksame und gesunde Stimme für soziale Gerechtigkeit zu werden.

Wut enthält viel konzentrierte, schützende Energie. Wenn Sie nicht genug davon haben, können Sie Schwierigkeiten haben, Grenzen zu setzen und sich in Beziehungen zu

schützen
(oder die Rechte und die Würde anderer zu schützen). Ohne Ihren gesunden Ärger können Sie Ihre Vitalität und Ihre Fähigkeit verlieren, auf belastbare Weise zu reagieren.

Aber, mit zu viel Wut können Sie starre Grenzen setzen und sich und Ihre Meinungen so heftig schützen, dass Sie das Leben aller Menschen, einschließlich Ihres eigenen, unglücklich machen. Schauen wir uns also den Ärger genauer an und lernen, wie man ihn geschickter einsetzt.

Wenn wir Wut personifizieren würden, könnte man sie als eine Mischung zwischen einem robusten Wachposten und einem alten Weisen beschreiben. Wut setzt Ihre Grenzen, indem Sie den Umfang Ihrer Psyche überschreiten und Sie, die Menschen um Sie herum und Ihre Umgebung im Auge behalten. Wenn Ihre Grenzen gebrochen werden (durch die Unempfindlichkeit anderer oder auf andere Weise), tritt Wut auf, um Ihr Gefühl von Stärke und Getrenntheit wiederherzustellen.

Die Fragen für Wut sind: Was schätze ich? Und was muss geschützt und wiederhergestellt werden? Sowohl Schutz als auch Wiederherstellung können schnell erfolgen, wenn Sie diese Fragen stellen. Dies gibt Ihnen etwas Unmittelbares und Ehrenhaftes, das mit Ihrem Ärger zu tun hat, und mit seiner Hilfe können Sie leicht Ihre Grenzen zurücksetzen und Ihr Selbstbewusstsein wiederherstellen.

Diese einfache Handlung allein wird Ihre Wut angehen und jeglichen Bedarf an interner oder externer Gewalt umgehen - weil Sie als Reaktion auf Ihren Ärger die richtigen Maßnahmen ergreifen werden. Auf diese Weise können Sie aus einer Position der Stärke heraus sprechen und handeln, anstatt aus Brutalität oder Passivität.

Wenn Sie dazu neigen, Ihren Ärger zu unterdrücken, können Sie Ihre Grenzen nicht wiederherstellen, da Sie nicht die Kraft und Konzentration haben, die Sie benötigen, um sich selbst zu schützen. Daher wird unweigerlich ein weiterer Schaden auf den anfänglichen Affront folgen. Ihr Zorn existiert, um Sie ehrenvoll zu beschützen. Wenn Sie es unterdrücken und sich weigern, auf eine Beleidigung zu reagieren, ist es so, als würde Ihr Wachposten Angriffe einladen und Menschen mit Vandalismus davonkommen lassen.

Wenn Sie sich jedoch dazu entschließen, Ihre Wut auf eine Person, die gegen Sie verstößt, unehrenhaft auszudrücken, werden Sie gefährlich unbewacht sein. Wenn Ihr Ärger als Waffe eingesetzt wird und Ihr Territorium keinen Wachposten mehr hat, muss Ihre Psyche mehr Wut in die Situation bringen. Wenn Sie Ihre Wut gewöhnlich ausdrücken, werden Sie am Ende auch diese neue Infusion von Wut ausdrücken und Ihre Grenzen (und die Grenzen anderer) noch weiter durchbrechen. Auf diese Weise beginnen eskalierende Wutanfälle und Wutausbrüche - das Problem liegt nicht in der wesentlichen Energie des Zorns, sondern in der ungelernten Verwendung des Zorns, wenn er entsteht.

Wenn Ihre gesunde Wut jedoch frei und auf gesunde Weise fließt, wissen Sie nicht einmal, dass sie da ist - sie hilft Ihnen einfach dabei, Ihre Grenzen, Ihre inneren Überzeugungen und Ihre gesunde Distanz zu bewahren. Der frei fließende Zorn ermöglicht es Ihnen, mitfühlend über sich selbst zu lachen und Ihre Grenzen barmherzig zu setzen - denn beide Handlungen entstehen aus der inneren Stärke.

Gesunde Wut setzt Ihre Grenzen und hilft Ihnen, sich effektiver zu engagieren, da Sie sich authentisch und respektvoll verhalten können. Wenn Sie eine erwachte Verbindung zu Ihrem Ärger und ein klares Gefühl für Ihre eigenen Grenzen haben, können Sie Grenzen und Individualität in anderen respektieren. Daher basieren Ihre Beziehungen nicht auf Machtkämpfen, Projektionen oder Verstrickungen.

Wenn Sie stattdessen diese edle Emotion richtig kanalisieren können, können Sie Ihre Grenzen beibehalten - und die Grenzen anderer schützen - mit Ehre.

Wenn Sie nie wütend sind, sind Sie ungeboren

Dieses Sprichwort erinnert uns daran, dass Wut ein normaler Bestandteil jedes Lebens ist. Wenn Sie wissen, dass Sie Wut empfinden, können Sie intelligente emotionale Entscheidungen darüber treffen, was Sie damit tun sollen.

Wut bringt Ihnen viel Energie, Intensität, Kraft und Konzentration. Wenn Sie den Zweck des Zorns kennen und die internen Fragen stellen, können Sie diese Intensität in gesundes Handeln umwandeln.

Ein Hinweis: Ständige Wutausdrücke können ein Zeichen für Depressionen sein, insbesondere bei Männern. Denken Sie daran, dass Sie mehr als eine Emotion haben und wenn fast alles in Ihrem Leben unterschiedliche Wutausbrüche hervorruft: Ungeduld, Ärger, Irritation, Verschrobenheit, Wut, Empörung, Sarkasmus usw., ist es Zeit, Unterstützung zu finden. Ihre Freunde und Familie werden es Ihnen danken!

Wut ist eine wunderbare und absolut notwendige Emotion, aber es ist nur eine von Dutzenden von Emotionen. Wut hat einen ganz bestimmten Zweck und kann die Arbeit anderer Emotionen nicht alleine erledigen.

Warum verschwindet meine Wut nicht?

Wenn Sie jemand absichtlich ungerecht behandelt, ist es normal, wütend zu sein. Oft löst sich diese Art von Wut schnell auf und Sie beruhigen sich.

Manchmal ist der Auslöser für Ihren Ärger jedoch nicht etwas, das gerade passiert ist, sondern etwas Allgemeineres in Ihrem Leben oder Ihren Umständen oder eine Erfahrung in der Vergangenheit, die Sie immer noch in Bedrängnis bringt. Wenn dies der Fall ist, scheinen Sie plötzlich über sehr kleine Dinge wütend zu werden, aber die wahre Ursache Ihrer Wut ist etwas Tieferes und „langsam brennendes".

Diese Art von anhaltender Wut kann allein schwer zu bewältigen sein. Dies bedeutet normalerweise, dass Sie die Ursache Ihres Ärgers nicht lösen oder sich nicht damit abfinden konnten. Dies könnte daran liegen, dass Sie ungerecht behandelt wurden, und es scheint, dass Sie nichts tun können, um dies zu beheben. In diesem Fall ist es sinnvoll, Hilfe zu erhalten. Beratungs- und Gesprächstherapien können Ihnen helfen, Ihren Ärger und die Ursachen Ihres Ärgers zu verstehen.

Was macht Wut noch schlimmer?

Wut kann stärker gemacht werden durch:

- **Alkohol und Drogen.**
- **Dinge, die die allgemeine Stimmung beeinflussen, wie schwankende Hormone, bestehender Stress, Angst und Depression, Enttäuschung und Trauer.**

- **Dinge, die das allgemeine Wohlbefinden beeinträchtigen, wie Müdigkeit und körperliche Erkrankungen.**
- **Dinge, die uns davon abhalten, physische Energie zu verbrauchen, wie den ganzen Tag an einem Schreibtisch gefangen zu sein.**
- **Wiederholte Frustrationen, wenn immer etwas schief geht.**
- **Sich hilflos fühlen. Der Drang, Dinge zu ändern, die wir nicht ändern können, kann zu Wut werden, und wenn wir nicht in der Lage sind, Dinge zu ändern, die unfair sind, verursacht dies Ärger.**
- **Dinge, die das Leben unsicher, riskant oder beängstigend machen, wie Trauer, Angst, Krieg, häusliche Gewalt, posttraumatische Belastungsstörung, Zusammenbruch der Beziehung und Sorgen um die finanzielle Sicherheit.**
- **Wut über frühere Erfahrungen oder Schäden, die wieder entzündet werden können, wenn etwas passiert, das Sie daran erinnert.**
- **Wiederholte Provokation durch andere oder durch „Dinge“, wie das Auto, das nicht startet, oder den Computer, der abstürzt.**
- **Depersonalisierung anderer - wenn Sie anfangen, die Person, auf die Sie wütend sind, als einen anderen Menschen zu sehen.**

Der Umgang mit Wut kann schwieriger werden durch:

- **Mangel an Erfahrung im Umgang mit Wut.**
- **Negative Erfahrungen in Bezug auf Wut, insbesondere Kindheitserfahrungen.**

- **Wenn Sie in der Vergangenheit gelernt haben, dass Wut mit Gewalt gehandhabt wird.**
- **Wütend auf Dinge zu sein, die wir nicht ändern können, wie Trauer oder körperliche Krankheit.**
- **Das Gefühl der Hilfslosigkeit.**
- **Wenn Sie schon einmal Gewalt erlebt haben, haben Sie vielleicht gelernt, sich ohne nachzudenken zu wehren.**
- **Andere psychische Gesundheitsprobleme.**
- **Schwierigkeiten bei der Kommunikation.**
- **Mangel an vertrauenswürdigen Personen, mit denen man sprechen kann.**

Wofür ist Wutmanagement?

Der Umgang mit Wut beinhaltet das Erlernen von Techniken, mit denen Sie wieder die Kontrolle über Ihre Handlungen erlangen, sodass Wut Sie nicht kontrolliert. Sie beinhalten:

- **Wut erkennen.**
- **Wut entschärfen lernen.**
- **Denken lernen, bevor Sie handeln.**
- **Die Ursachen Ihres Ärgers verstehen und ansprechen.**
- **Wut konstruktiv einsetzen.**

Woran erkenne ich Wut?

Die ersten Schritte im Wutmanagement umfassen das Erkennen der Symptome von Wut.

Diese sind:

- Ich fühle mich wütend. Dies scheint offensichtlich zu sein - aber Sie können Ärger auch hauptsächlich als etwas anderes empfinden, wie z. B. Schmerz, Traurigkeit oder das Gefühl, bedroht, ängstlich oder ängstlich zu sein.
- Körperliche Symptome: Ihr Herz schlägt schneller und Sie atmen schneller. Möglicherweise bemerken Sie Verspannungen in Schultern, Kiefer oder Nacken. Möglicherweise können Sie nicht ruhig bleiben und verspüren den Drang, etwas zu schlagen oder zu treten.
- Zittern.
- Übelkeit.
- Ein starker Drang, etwas zu tun, insbesondere jemanden zu erschrecken oder einzuschüchtern oder ein lautes, wütendes oder erschreckendes Geräusch zu machen.
- Schwitzen, zusammen mit plötzlich heiß oder kalt fühlen.

Wut ist eine stressige Emotion, und viele der Symptome von Wut sind auch Symptome von Stress. Beide beinhalten einen hohen Adrenalinspiegel im Blutkreislauf.

Wie entschärfe ich Wut?

Zu den Wutmanagementtechniken gehört es, Ihnen zu helfen, Ihren Ärger zu verwalten und zu zerstreuen, wenn sie Sie erfasst. Es gibt viele Techniken.

Einige sollen Ihnen helfen, anzuhalten und nachzudenken, bevor Sie handeln. Einige zielen darauf ab, den Adrenalinschub, der mit Ihrem Ärger einhergeht, zu nutzen und damit zu zerstreuen.

Einige richten sich insbesondere an junge Menschen und Kinder, andere arbeiten für alle Altersgruppen. Verschiedene Techniken funktionieren besser für verschiedene Menschen.

Zählen

Durch das Zählen haben Sie Zeit, sich abzukühlen, damit Sie klarer denken und Ihren ersten Impuls zur Reaktion verstreichen lassen können. Impulse sind der Drang, ohne nachzudenken zu handeln. Manchmal - wenn Sie zum Beispiel ein Kampfsoldat sind - müssen Sie geschult werden, um zu handeln, ohne vorher nachzudenken. Wenn Sie wissen, dass Ihr Leben in Gefahr ist, bleibt möglicherweise keine Zeit zum Nachdenken. Im zivilen Leben bleibt jedoch normalerweise Zeit zum Nachdenken, und das Endergebnis der meisten Dinge ist besser, wenn Sie nachdenken, bevor Sie reagieren.

Atmen Sie langsam

Atmen Sie gleichmäßig ein. Atmen Sie länger aus als Sie einatmen und entspannen Sie sich beim Ausatmen. Sie atmen automatisch mehr ein als aus, wenn Sie wütend sind, und der Trick besteht darin, mehr auszuatmen als einzuatmen, was Sie beruhigen wird.

Manchmal kann Wut zu Hyperventilation führen. Dies ist das Gegenteil von beruhigender Atmung – d. h. wenn wir hyperventilieren atmen wir zu tief und zu viel und fühlen uns daher zunehmend ängstlich und unwohl.

Das Praktizieren von Yoga und Meditation kann Ihnen auch dabei helfen, Atemtechniken einzusetzen, um Sie zu beruhigen.

Auszeit

Ein paar Momente ruhiger Zeit können Ihnen helfen, sich besser darauf vorbereitet zu fühlen, Lösungen zu finden. Wenn Sie in einen Streit verwickelt sind und Ärger verspüren, schlagen Sie vor, dass Sie sich beide fünf Minuten Zeit nehmen, vielleicht ein Glas Wasser oder eine Tasse Tee trinken und dann zu sprechen.

Treten Sie während der Auszeit aus der Situation zurück. Geht es in dem Streit um etwas Triviales oder etwas Großes? Wenn Sie sich auf zwei völlig gegenüberliegenden Seiten befinden, können Sie sich einen Mittelweg vorstellen, den Sie akzeptieren können?

Wollen Sie wütend auf diese Person bleiben? Wenn nicht, seien Sie bereit, ihr zu sagen, dass Sie nicht gerne wütend sind und eine Lösung finden möchten, wenn sie dies auch tun würden. Es bedeutet nicht, dass Sie nachgeben müssen - Sie müssen möglicherweise immer noch bestätigen, dass es Meinungsverschiedenheiten gibt, aber ohne Wut.

Übung

Wenn Sie wütend sind, sind Sie voller Adrenalin. Körperliche Aktivität kann helfen, dies zu zerstreuen, und verringert den Stress, der dazu führen kann, dass Sie wütend werden.

Wenn Sie spüren, wie sich Ihre Wut aufbaut, gehen Sie zügig spazieren, laufen oder schwimmen. Vielleicht könnte die Person, auf die Sie wütend sind, dasselbe tun.

Wenn Sie in einen Streit verwickelt sind, sollten Sie ihn unterbrechen und Ihre Pause für einen kurzen Spaziergang oder Lauf verwenden.

Wenn Sie Ihr Trainingsniveau regelmäßig erhöhen, wird das Adrenalin, das Sie wütend macht, im Allgemeinen entschärft und Sie werden langfristig weniger wütend. Einige erfolgreiche Sportler sagen, dass sie mit Sport angefangen haben, um ihre Wut als Teenager zu kanalisieren.

Drücken Sie Ihre Wut ruhig aus

Wenn Sie einmal nachgedacht haben, drücken Sie Ihre Wut auf eine ruhige, nicht konfrontative Weise aus, d. h. sagen Sie klar und direkt, was Sie betrifft, ohne zu versuchen, anderen zu sagen, was sie tun müssen oder nicht.

Halten Sie sich an die Ich-Aussagen, anstatt anderen zu sagen, was sie falsch gemacht haben, oder ihnen die Schuld zu geben, da dies dann weniger wahrscheinlich ist, dass SIE auf eine Weise reagieren, die die Spannung und den Ärger in Ihnen beiden erhöht.

Seien Sie respektvoll und spezifisch

Sagen Sie zum Beispiel: „Ich bin verärgert, weil du spät nach Hause gekommen bist.“, anstatt „Du kommst immer zu spät und es ist dir egal, was ich will.“

Sagen Sie zum Beispiel: „Ich bin müde und fühle mich von der Hausarbeit überwältigt. Ich habe das Gefühl, dass ich für meinen Teil mehr tue.“

Vermeiden Sie Anschuldigungen und versuchen Sie, die andere Person nicht in eine Ecke zu drängen oder sie in eine defensive Position zu bringen.

Kritisieren Sie Verhaltensweisen, nicht Personen. Sagen Sie also „Du hast nicht aufgeräumt", und nicht „Du bist faul".

Vermeiden Sie absolute Wörter wie „immer" und „nie". Zum Beispiel: „Du hilfst nie bei der Hausarbeit." oder „Du antwortest immer zurück."

Vermeiden Sie es, anderen zu sagen, was sie tun sollen oder müssen. Sagen Sie nicht: „Es ist nicht fair."

Vermeiden Sie es, andere Personen zu zwingen, das zu sagen, was sie sagen sollen. Versuchen Sie ihnen nicht zu sagen, dass Sie sie nicht mögen, nicht lieben oder hassen. Wenn sie auch wütend sind, werden diese Personen auf Ihre Aussagen nicht so reagieren, wie Sie es für richtig halten.

Versuchen Sie ihnen nicht zu sagen, was Sie für eine Entschuldigung halten. Zum Beispiel: „Ich nehme an, du wirst mir sagen, dass du zu müde bist." Versuchen Sie, keine Fragen zu stellen, die eigentlich eine Anschuldigung sind. Zum Beispiel: „Warum bist du so faul?"

Wenn Sie der Meinung sind, dass Sie eine Anforderung stellen müssen, stellen Sie fest, dass Sie versuchen, das Problem gemeinsam zu lösen, und legen Sie einen Zeitrahmen fest. Zum Beispiel: „Später, wenn wir uns beide beruhigt haben."

Konzentrieren Sie sich darauf, Lösungen zu finden

Wut bedeutet, dass etwas gelöst werden muss. Anstatt sich auf das zu konzentrieren, was stört oder was falsch ist, konzentrieren Sie sich auf Lösungen. Wenn Sie über die Ursachen der Probleme sprechen müssen, können Sie dies später tun, wenn niemand wütend ist.

Gestehen Sie, dass Sie beide wütend sind und schlagen sie vor, dass Sie miteinander sprechen müssen, wenn Sie sich beruhigt haben. Nehmen Sie sich Zeit. Schlagen Sie eine Tasse Tee vor und sprechen Sie in zehn Minuten. Spazierengehen kann helfen, Energie zu zerstreuen und die Dinge weniger angespannt zu machen.

Vergeben

Vergebung hilft, Konfrontationen zu lösen. Entschuldigen Sie sich also, wenn die Person es verdient. Sie können sich dafür entschuldigen, dass Sie die Beherrschung verloren haben, ohne sich dafür zu entschuldigen, dass Sie wütend sind. Es ist in Ordnung, wütend zu sein, wenn die Situation es verdient, aber die Beherrschung zu verlieren ist wahrscheinlich nicht hilfreich.

Wenn Sie jemandem vergeben können, der Sie verärgert hat, können Sie sowohl aus der Situation lernen als auch Ihre Beziehung verbessern.

Verwenden Sie Humor

Humor ist ein fantastischer Spannungsabbau - das ist wahrscheinlich der Grund, warum Humor in der Menschheit existiert. Vermeiden Sie Sarkasmus, der verletzend sein kann, oder „freundliche" Beleidigungen, die falsch interpretiert werden können, wenn die andere Person immer noch wütend ist.

Wie kann ich verhindern, dass Wut mich kontrolliert?
Sie können Wut nicht immer verhindern, aber Sie können verhindern, dass sie überwältigend wird, und verhindern, dass sie Sie kontrolliert.

Um zu lernen, wie Sie Ihren Ärger kontrollieren können, müssen Sie lernen, mit ihm umzugehen, wenn er aufflammt. Verwenden Sie dazu die oben beschriebenen Techniken. Sie können auch Entspannungsfähigkeiten üben, damit diese in stressigen Zeiten leichter zu Ihnen kommen.

Üben Sie Entspannungsfähigkeiten

Entspannungsfähigkeiten können erlernt werden und Sie können sie verwenden, wenn Sie das Gefühl haben, Ärger aufzubauen. Dazu gehören Atemübungen, Musik spielen, sich entspannende Orte vorstellen, meditieren und hypnotisieren und einfach ein beruhigendes Wort für sich selbst wiederholen.

Langfristig werden Sie weniger wütend sein, wenn Sie:

- **Die körperliche Bewegung erhöhen. Wenden Sie sich an Ihr örtliches Fitnessstudio, besuchen Sie eine Klasse oder nehmen Sie eine Sportart auf.**

- **Eine regelmäßig entspannende körperliche und geistige Disziplin wie Yoga, Meditation oder Achtsamkeit praktizieren.**

- **Entspannungstechniken und Wutmanagementtechniken so oft verwenden, dass sie automatisch werden.**

- **Dinge identifizieren und adressieren, die Sie wütend machen. Wenn dies bestimmte Situationen sind, können Sie sie möglicherweise vermeiden oder im Voraus erkennen und bessere Möglichkeiten für den Umgang mit ihnen planen.**

Wenn Ihre Wut mit Alkoholkonsum zusammenhängt, sollten Sie sich Unterstützung suchen.

Finden Sie eine bessere Möglichkeit für Ihren Ärger. Dies bedeutet, dass Sie Ihre Energie auf andere Weise nutzen, entweder physisch oder indem Sie Ihre mentale Energie nutzen, um zu versuchen, Ihr Leben zu verändern.

Wenn Sie über eine Ungerechtigkeit wütend sind, können Sie Erleichterung finden, indem Sie Ihre Energien darauf konzentrieren, einen Weg zu finden, um die Dinge in Ordnung zu bringen. Könnten Sie einen Weg finden, um zu verhindern, dass diese Ungerechtigkeit andere betrifft?

Wenn Sie wütend auf etwas sind, das Sie nicht ändern können, wie den Verlust einer lieben Person, kann es hilfreich sein, mit einer neutralen Person darüber zu sprechen, mit der Sie Ihre wahren Gefühle offenbaren können. Trauer kann uns sehr wütend machen.

Die besten Techniken zur Wutbewältigung

Analyse der Wut
Die Analyse Ihrer Wut ist eine der besten Techniken zur Wutbewältigung, die Sie ausprobieren können. Es ist sehr hilfreich, Ihre Auslöser zu kennen, die mit Wutausbrüchen verbunden sind. Manchmal ist einfach zu viel auf Ihrem Teller und Sie sind gehetzt, um alles zu erledigen. Reinigen Sie die Krümel (die „nicht so wichtigen" Aufgaben) von Ihrem Teller und schaffen Sie Platz für das, was für Sie am wichtigsten ist. Sportler sind oft sehr beschäftigt, da sie trainieren und arbeiten oder zur Schule gehen sowie Freunde und Familie verwalten müssen. Manchmal kann das Lernen, zu etwas Nein zu sagen, ein großartiges Werkzeug sein, um mit Wut umzugehen.

Wenn Sie sich etwas Zeit nehmen, um Ihr Wutproblem zu analysieren und Ihre Auslöser zu kennen, stellen Sie möglicherweise fest, dass mehr dahintersteckt, als Sie ursprünglich gedacht hatten. Normalerweise kann der Ärger einer Person (insbesondere, wenn er mit unbedeutenden Ereignissen zusammenhängt) etwas Tieferes verbergen, das angegangen werden muss. Depressionen und andere psychische Störungen müssen möglicherweise angegangen werden. Oder vielleicht müssen Sie lernen, durchsetzungsfähig zu sein und auf gesunde Weise Grenzen zu setzen. Dies sind nur einige Beispiele, und Sie haben möglicherweise Ihre eigenen Entdeckungen, wenn Sie sich Zeit nehmen, um das Gesamtbild zu analysieren und darüber nachzudenken.

Physische Freisetzung von Wut
Manchmal haben Sie vielleicht das Gefühl, dass Ihre Wut so groß ist, dass Sie unbedingt auf etwas einschlagen müssen. In diesem Fall können Sie eine physische Freisetzung von Wut auf eine Weise verwenden, die niemandem Schaden zufügt, kein Eigentum zerstört oder sich selbst Schaden zufügt. Dies setzt voraus, dass Sie mit einer weichen Matte, einem gepolsterten Stuhl oder großen, flauschigen Kissen an einen sicheren Ort gelangen können. Ihr Bett ist ein großartiger Ort für diese Übung.

Sie können auf dem Bett oder der Matte knien und Ihre Arme hoch über Ihren Kopf legen und dann mit Ihrem ganzen Arm vom Ellbogen bis zu den Fingerspitzen oder Fäusten auf das Bett oder die Matte fallen. Wiederholen Sie diese heftige Bewegung einfach immer und immer wieder, bis Sie spüren, wie sich Ihre Wut von Ihnen löst. Wenn Sie wirklich wütend sind, werden Sie möglicherweise müde und müssen eine Pause einlegen und dann fortfahren, bevor Sie diese Befreiung spüren können.

Sie können auch mit überfüllten Möbeln oder einem Bett in Hüfthöhe stehen und mit Ihren Fäusten oder offenen Handflächen zuschlagen. Das Wichtigste dabei ist, dass Sie nur etwas Weiches treffen. Sie möchten sich sicherlich nicht verletzen und dabei nichts beschädigen.

Ganzkörper-Wutauslösung
Auch diese Übung muss auf einer weichen Matte oder Matratze durchgeführt werden, um Verletzungen zu vermeiden. In dieser Übung werden Sie flach liegen und „durchdrehen“, indem Sie mit Ihren Füßen schlagen, mit Ihren Beinen treten, Ihren Armen oder Fäusten auf die Matte oder Matratze unter Ihnen schlagen. Werfen Sie den ganzen Körper auf die Matte oder Matratze. Stellen Sie sich ein Kind vor, das einen Wutanfall bekommt. Genau das

möchten Sie tun. Fahren Sie fort, bis Sie diese Befreiung spüren.

Vokale Bewältigung

Manchmal kann es hilfreich sein, laut zu sein, um Ihren Ärger loszulassen. Manchmal hat man das Gefühl, man muss schreien, um seinen Ärger Luft zu machen. Sie wollen niemanden anschreien, also sollten Sie irgendwohin gehen, wo Sie allein sein können. Gehen Sie zu einem leeren Parkplatz oder einem Waldgebiet. Gehen Sie in Ihr Zimmer und schreien Sie in ein Kissen. Sie könnten sogar in Ihrem Auto sitzen, wenn Sie auf der Arbeit oder in der Schule sind.

Wut ist natürlich - aber manchmal kann es schwierig sein, damit umzugehen. Eine der besten Techniken zur Wutbewältigung ist das Knurren. Knurren ist ein sehr primitiver Klang, den man mit Wildheit und Kraft machen kann. Knurren ist auch eine gute Technik, da es den Vagusnerv aktiviert, was eine beruhigende Wirkung ermöglicht.

Sie können auch Aussagen über Ihren Ärger verwenden, um ihn freizugeben. Das Schreien von Dingen wie „Ich bin wütend“ kann helfen, den Ärger auf gesunde Weise auszudrücken. Stellen Sie auch hier sicher, dass Sie dies alleine tun, damit andere nicht von Ihrem Schreien und Ihrer Wutauslösung betroffen sind.

Übung
Übung kann eine hervorragende Lösung für Ihren Ärger sein. Wut ist nicht nur eine Emotion. Sie ist Energie. Wenn Sie wütend sind, haben Sie eine Menge Energie, die nach Befreiung strebt. Übung kann eine gesunde Freisetzung für diese Energie sein.

Natürlich ist es nicht immer möglich zu trainieren, wenn Sie wütend werden. Wenn Sie jedoch den ganzen Tag über Ärger haben, können Sie nach der Arbeit ins Fitnessstudio gehen und diese Energie loswerden. Ein Spaziergang oder ein Lauf sind eine andere Form der Übung, mit der Sie wütende Energie freisetzen können. Manchmal, wenn Sie sich in einer Situation befinden, die Sie wütend macht, können Sie diese Situation verlassen und um den Block spazieren gehen.

Nehmen Sie sich eine Auszeit
Auszeiten sind nicht nur für Kinder. Wenn Sie sich wütend oder gereizt fühlen und befürchten, dass Sie leicht wütend werden, nehmen Sie sich eine Auszeit. Gehen Sie ins Badezimmer und schließen Sie die Tür oder gehen Sie zu Ihrem Auto und setzen Sie sich für ein paar Minuten. Selbst während eines Arbeitstages gibt es normalerweise die Möglichkeit, eine Auszeit zu nehmen.

Ändern Sie Ihre Umgebung
Eines der Dinge, die Sie sofort tun können, wenn Sie sich wütend oder frustriert fühlen, ist, Ihre Umgebung zu verändern. Manchmal ist es das Beste, der Situation zu entkommen. Dies kann dazu führen, dass Sie den Raum oder das Büro für kurze Zeit verlassen müssen. Stellen Sie sich das als eine Art Auszeit vor, aber für einen längeren Zeitraum.

Sie können Ihre Umgebung auch nachhaltig verändern, um Ihren Ärger zu bewältigen. Wenn Sie beispielsweise häufig die Beherrschung verlieren, weil Ihr Kind sein Zimmer nicht sauber macht, stellen Sie sicher, dass die Tür geschlossen bleibt, damit Sie das Zimmer nicht ansehen müssen. Da es Sie wütend macht, kann diese kleine Veränderung in Ihrer Umgebung Ihnen helfen, diesen Ärger zu verhindern.

Bereitschaft zum Wutmanagement

Wenn die oben genannten Techniken zur Wutbewältigung bei Ihnen nicht funktionieren, liegt möglicherweise ein Problem mit Ihrer Bereitschaft vor, sie zu akzeptieren. Eine durchgeführte Forschungsstudie legt nahe, dass, wenn jemand nicht bereit für das Wutmanagement ist, keine Therapie oder Werkzeuge ihm helfen können, seinen Ärger zu managen. Sie müssen sich in einen Zustand der Bereitschaft versetzen, Ihre Wutprobleme zu überwinden. Dies beinhaltet normalerweise das Verständnis der Probleme, die Ihre Wut in Ihrem täglichen Leben und in Ihren Beziehungen verursacht.

Kognitive Umstrukturierung

Die kognitive Umstrukturierung ist eine andere Form der Wutmanagementtechnik, die einige Übung erfordern kann, Ihnen aber letztendlich gute Dienste leistet. Bei der kognitiven Umstrukturierung geht es darum, Ihre Denkweise zu ändern. Es erfordert, dass Sie sich Ihrer Gedanken bewusst sind und verärgerte oder unkontrollierte Gedanken durch positivere Gedanken ersetzen.

Wie Sie mit sich selbst sprechen, ist genauso wichtig wie Sie mit anderen sprechen, vielleicht sogar noch wichtiger. Wenn Sie sich negative Dinge wie „alles ist ruiniert" sagen, verewigen Sie eine negative Emotion. Wenn Sie Ihr Denken ändern, um sich zu sagen: „Das ist ärgerlich und es ist verständlich, wütend zu sein, aber jetzt ist es Zeit, Lösungen zu finden", verwandeln Sie diese negative Energie in etwas Positives.

Eine kognitive Umstrukturierung ist allein nicht immer möglich. Möglicherweise benötigen Sie Hilfe bei diesem wichtigen Tool. Studien haben gezeigt, dass kognitive Verhaltenstechniken wie diese zu den effektivsten Techniken zur Wutbewältigung gehören.

Identifizieren Sie die Trigger, die Sie wütend machen (und vermeiden Sie sie!)

Jeder hat verschiedene Dinge in seinem Leben, die Ärger auslösen. Es können große oder kleine Dinge sein, aber Sie kennen sich gut genug, um zu wissen, was Sie verärgert.

Es kann irritierend sein, wenn Menschen ihre E-Mails nicht rechtzeitig beantworten oder wenn jemand seine Sachen überall liegen lässt. Was auch immer Ihre Irritation und Wut auslöst, finden Sie Möglichkeiten, diese nach Möglichkeit zu vermeiden. Natürlich können Sie die Menschen nicht davon abhalten, das zu tun, was sie tun oder nicht tun, aber Sie können Ihre Antwort wählen. Suchen Sie nach kreativen Lösungen, um Auslöser zu vermeiden. Vielleicht sehen Sie Ihre E-Mails nur einmal pro Stunde an oder bitten jemanden, der „Bösewicht" zu sein, der die Menschen dazu zwingt, Ihre E-Mails zu beantworten. Indem Sie sich aus der Situation entfernen, schaffen Sie einen Weg, um nicht wütend zu werden und das Problem dennoch zu lösen.

Kognitive Umstrukturierung zur Wutbewältigung

Kognitive Umstrukturierung ist eine einfache, aber leistungsstarke Technik, um negative Denkmuster wie

Sorgen und Wiederkäuen zu identifizieren und rückgängig zu machen.

Finden Sie sich oft in Ihrem eigenen Kopf gefangen, gefangen in endlosen Spiralen des negativen Denkens?

Vielleicht ist es eine übermäßig wertende innere Stimme, die ständig auf vergangene Fehler und wahrgenommene Fehler hinweist. Oder vielleicht ist es eine ständige Sorge um die Zukunft und der Vergleich mit anderen Menschen.

Für viele von uns sind negative Denkmuster die Quelle enormen emotionalen Leidens und Elends. Tatsächlich sind sie die Haupttreiber von Depressionen und Angstzuständen.

Während sich negatives Denken mit der richtigen Praxis und den richtigen Techniken völlig automatisch und außerhalb unserer Kontrolle anfühlen kann, können Sie lernen, wie Sie die gewohnte Denkweise Ihres Geistes neu trainieren und sich von der Last des negativen Selbstgesprächs befreien.

Die kognitive Umstrukturierung ist eine Kerntechnik der kognitiven Verhaltenstherapie, dem am besten untersuchten und effektivsten Ansatz zur Behandlung häufiger psychischer Gesundheitsprobleme wie Angstzuständen und Depressionen. Und während es häufig zur Behandlung von klinischen Störungen wie Angstzuständen und Depressionen eingesetzt wird, kann die kognitive Umstrukturierung für jeden genauso nützlich sein, der mit übermäßig negativen Denkmustern und Selbstgesprächen zu kämpfen hat.

Die kognitive Umstrukturierung basiert auf dem Prinzip der kognitiven Vermittlung, das besagt, dass unser emotionales Gefühl nicht das Ergebnis dessen ist, was mit uns passiert, sondern das Ergebnis unserer Überlegungen darüber, was mit uns passiert. Dies bedeutet, dass wir unsere Gefühle ändern können, indem wir die Art und Weise ändern, wie wir darüber nachdenken.

Hier ist ein Beispiel:

„Ich habe einen Abend vor dem Schlafengehen auf Facebook gestöbert und festgestellt, dass mein bester Freund geschrieben hat, wie viel Spaß er früher an diesem Tag mit einem anderen unserer Freunde gehabt hat. Ich bin sofort traurig und ein wenig wütend, weil ich gerade den Vortag mit ihm verbracht hatte und eine tolle Zeit hatte, aber er hat nichts über unseren Tag gepostet. Bevor ich es wusste, dachte ich über alle Gründe nach, warum mein bester Freund vielleicht nicht so gut ist wie ich dachte und mich heimlich als Freund fallen lassen möchte. Ich war den ganzen Abend vollkommen wütend und innerhalb von 3 Minuten war ich ein ängstliches, verzweifeltes Durcheinander!"

Die kognitive Umstrukturierung würde dieser Person helfen, diese schwierige Erfahrung zu verstehen, indem sie ihm zeigt, wie sie das Geschehen organisieren und ihre anfänglichen Gedanken ändern kann:

Was ist passiert? Beachten Sie, dass der Facebook-Beitrag die gesamte Kette von Ereignissen und schlechter Laune ausgelöst hat.

Was waren die ersten Gedanken? Zwei Gedanken kamen in den Sinn: Warum hat er unseren gestrigen Tag nicht kommentiert? Er hat wohl nicht so viel Spaß mit mir gehabt. Was waren die anfänglichen Emotionen? Er beschrieb, dass er sich zuerst größtenteils wütend fühlte, mit ein wenig Traurigkeit und Angst.

Können Sie sich alternative Denkweisen über das Geschehen einfallen lassen? Vielleicht hat er über unseren gemeinsamen Tag geschrieben, aber ich habe ihn aufgrund des Facebook-Algorithmus einfach nicht gesehen. Ich habe nichts über unseren gemeinsamen Tag gepostet, aber das bedeutet nicht, dass ich keine gute Zeit hatte.

Wie fühlen Sie sich jetzt? Nachdem ich diese alternativen Gedanken über das, was passiert war, generiert hatte, kann man noch immer ein wenig verärgert sein, aber definitiv nicht so sehr.

Warum kognitive Umstrukturierung funktioniert

Werfen wir einen Blick darauf, wie die kognitive Umstrukturierung funktioniert, und ermutigen uns, einige sehr hilfreiche Dinge zu tun, wenn wir verärgert sind und versuchen, uns von negativen Denkmustern zu befreien:

Es hilft uns, uns mental zu organisieren. So wie das Erstellen einer To-Do-Liste uns hilft, uns organisierter und weniger überfordert zu fühlen, wenn wir an einem großen Projekt arbeiten, hilft uns kognitive Umstrukturierung, uns besser zu fühlen, indem wir unseren mentalen Raum besser organisieren.

Es zwingt uns, langsamer zu werden. Jeder negative Gedanke führt zu einer entsprechenden „Dosis“ negativer Emotionen. Wenn Sie Ihr Denken verlangsamen und weniger Gedanken haben können, werden Sie weniger Emotionen haben.

Es hilft uns, bewusster zu sein. Gedanken und die emotionalen Reaktionen, die sie hervorrufen, können ganz automatisch auftreten. Die kognitive Umstrukturierung hilft uns, unsere mentalen Gewohnheiten zu erkennen und uns ihrer bewusst zu werden. Dies ist ein wesentlicher Schritt, um sie letztendlich zu ändern.

Es gibt uns ein Gefühl von Entscheidungsfreiheit und Kontrolle. Indem wir unsere Standard-Denkmuster als genau das, als Standard, wahrnehmen und dann neue alternative Gedanken generieren, ändern wir negative Gedanken von etwas Unkontrollierbarem, das uns passiert, zu Dingen, über die wir tatsächlich ein gutes Maß an Kontrolle haben.

Es hilft uns, klarer und rationaler zu denken. Durch die Ermutigung, unsere anfängliche Denkweise in Frage zu stellen und zu untersuchen, hilft uns die kognitive Umstrukturierung, Fehler oder Irrtümer in unserer Denkweise zu erkennen. Wie wir in einem späteren Abschnitt sehen werden, ist die Identifizierung kognitiver Verzerrungen ein wesentlicher Bestandteil für ein besseres Management unserer negativen Denkmuster und Stimmungen.

Es hilft uns zu reflektieren anstatt zu reagieren. Wenn wir verärgert sind, ist es natürlich, einfach zu reagieren - sich mehr Sorgen zu machen, ein anderes Bier zu trinken, uns mit YouTube abzulenken usw. Abgesehen von den negativen Auswirkungen, die mit einigen unserer Lieblingsreaktionen auf Aufregung einhergehen („leere" Kalorien, Zeitverschwendung usw.). Indem wir immer reagieren, ohne nachzudenken, nehmen wir uns die Möglichkeit, unseren Geist besser zu verstehen und zu lernen, wie er funktioniert. Was natürlich wichtig ist, wenn sie reibungsloser funktionieren sollen.

Es bricht schlechte mentale Gewohnheiten. Wir können genauso leicht in mentale Gewohnheiten (wie zum Beispiel Sorgen) einsteigen wie in körperliche Gewohnheiten wie das Drehen unserer Haare oder das Beißen auf die Lippe. Der Schlüssel, um diese Gewohnheiten zu brechen, besteht darin, zu bemerken, wann wir damit beginnen, und das Verhalten zu ersetzen. Kognitive Umstrukturierung macht genau das: Es zwingt uns, schlechte mentale Gewohnheiten zu bemerken und durch bessere zu ersetzen.

Dies sind nur einige der mentalen Fähigkeiten, mit denen uns kognitive Umstrukturierung hilft. Im nächsten Abschnitt werden einige der häufigsten Vorteile und Ergebnisse der Verwendung der kognitiven Umstrukturierung in der Praxis vorgestellt.

Die praktischen Vorteile der kognitiven Umstrukturierung

Wie Sie sehen werden, sind die Vorteile der kognitiven Umstrukturierung vielfältig. Und dafür gibt es einen Grund.

Wie wir zuvor besprochen haben, sagt uns das Konzept der kognitiven Mediation, dass unser gewohnheitsmäßiges Denken einen tiefgreifenden Einfluss darauf hat, wie wir uns gewohnheitsmäßig fühlen. Die Implikation ist, dass wir, wenn wir uns regelmäßig besser fühlen wollen, einen Weg finden müssen, um zu ändern, wie wir gewöhnlich darüber nachdenken und interpretieren, was mit uns passiert.

Und genau das lehrt uns kognitive Umstrukturierung: Identifizieren und modifizieren Sie die Standard-Denkweisen, um flexibler und realistischer zu denken.

Wenn wir lernen können, dies konsequent zu tun, wirkt sich dies buchstäblich auf jeden Aspekt unseres Lebens aus, da es keinen Teil unseres Lebens gibt, über den wir nicht nachdenken und den wir nicht interpretieren.

Egal, ob es sich um einen Streit mit unserem Ehepartner, die Sorge um ein bevorstehendes Interview oder die Trauer um ein neu verstorbenes Familienmitglied handelt, wir neigen dazu, in automatischen und starren Denkweisen zu stecken.

Indem kognitive Umstrukturierung uns lehrt, flexibler zu denken, verändert es unsere Denkweise (und unser Gefühl) für alles.

Hier sind die realen Vorteile, die Menschen erhalten, wenn sie anfangen, die Gewohnheit der kognitiven Umstrukturierung zu pflegen:

Sorgen und Ängste besser managen

Ein wesentlicher Treiber aller Angstprobleme, von Panik und Zwangsstörungen bis hin zu sozialer Angst und allgemeiner Angst, ist die mentale Gewohnheit der Sorge, wenn wir zukünftige Bedrohungen oder Gefahren irrational antizipieren.

Auch wenn wir auf einer gewissen Ebene wissen, dass unsere Sorgen irrational sind und zu unnötig hohen Angstzuständen führen, macht es die Tatsache, dass Sorgen eine Gewohnheit sind, schwierig, auszubrechen und sich niederzulassen.

Die kognitive Umstrukturierung ist eine effektive Methode, um festzustellen, wann wir uns Sorgen machen, und um uns davon zu lösen, indem wir die Irrationalität der Sorge hervorheben und stattdessen realistischere Denkmuster einsetzen.

Brechen Sie aus Rumination- und Depressionsspiralen aus

So wie Sorge ein Haupttreiber für Angst ist, ist Rumination ein Haupttreiber für Depressionen. Wenn Sorge irrationales Denken über die Zukunft ist, ist Rumination irrationales Denken über die Vergangenheit.

Effektiverer Stressabbau

Unsere Fähigkeit, kritisch zu denken, schwierige Herausforderungen zu analysieren und zu bewerten und im Allgemeinen Probleme zu lösen, ist eine unserer größten Stärken. Unkontrolliert kann diese Stärke jedoch zu einer unserer größten Schwächen werden.

Wie bei Zahnrädern in einem Auto ist die Denkweise zur Problemlösung in bestimmten Situationen hilfreich, in anderen jedoch nicht. Die Analyse unserer Leistung während eines kürzlichen Verkaufsgesprächs, während wir im Bett sind und beispielsweise versuchen zu schlafen, funktioniert wahrscheinlich nicht zu unseren Gunsten. Tatsächlich ist es eine der größten Ursachen für übermäßigen Stress und Burnout, nicht aus dem Problemlösungsmodus herausschalten zu können.

Die kognitive Umstrukturierung kann uns dabei helfen, festzustellen, wann eine Problemlösung angemessen ist und wann nicht, und dann besser aus dieser Denkweise in einen entspannteren mentalen Zustand übergehen. Und natürlich ist es eine großartige Möglichkeit, sich zu entspannen, wenn man sich entspannen kann.

Vermeiden Sie Aufschub und seien Sie produktiver

Die subtile, aber starke Ursache des Aufschubs ist unser eigenes negatives Selbstgespräch. Während es völlig normal und natürlich ist, sich von Zeit zu Zeit ablenken zu lassen oder die Dinge für eine gewisse Zeit ganz aufzuschieben, führt das ernsthafte Sperrfeuer des selbstkritischen negativen Denkens, das wir aufgrund dieser Tendenzen auf uns selbst richten, zu ernsthaften Formen des Aufschubs.

Andererseits ist das Geheimnis, das die meisten produktiven Menschen kennen, dass das gelegentliche Versagen oder Ausrutschen nicht unbedingt etwas bedeutet und dass Kritik an uns dazu führt, dass es zu noch größeren, schädlicheren Verzögerungen und Produktivitätsverlusten führt.

Kognitive Umstrukturierung kann uns helfen, weniger zu zögern und mehr zu erreichen, indem wir übermäßig harte Selbstgesprächs- und Denkmuster entmutigen. Durch die Neuformulierung des gelegentlichen Aufmerksamkeitsverlusts und des Drangs, als natürlich zu zögern, ist es oft viel einfacher, Widerstand zu leisten und uns wieder auf die anstehende Aufgabe zu konzentrieren.

Kommunikation und Beziehungen verbessern

Es ist eine fast allgemein anerkannte Tatsache, dass Beziehungen aufgrund unserer Fähigkeit, gut zu kommunizieren, leben oder sterben - nach dem zu fragen, was wir direkt wollen, Nein zu dem zu sagen, was wir nicht wollen, aufrichtig und einfühlsam zuhören usw.

Weniger gut verstanden ist, dass die Art und Weise, wie wir mit uns selbst sprechen - unsere internen Denkmuster - unsere Kommunikationsfähigkeit beeinflusst. Wenn wir uns ständig Sorgen machen, unseren Partner zu verärgern, wird es schwierig sein, nachdrücklich zu fragen, was wir wollen.

Wenn wir kognitive Umstrukturierung verwenden, um unser eigenes Selbstgespräch zu verbessern, verbessern wir gleichzeitig unsere Fähigkeit, ehrlich und respektvoll zu kommunizieren. Wie viele unserer Beziehungen würden davon nicht tiefgreifend profitieren?

Erhöhter Optimismus und Ausblick

Während es wichtig ist, realistisch über uns selbst und die Welt um uns herum nachzudenken, sind wir nicht zum Pessimismus und zu einer immer düsteren Einstellung verdammt.

Wenn Sie schon immer optimistischer in Ihrer allgemeinen Lebenseinstellung sein wollten - ohne auf das andere Extrem der Naivität zu schwingen - kann kognitive Umstrukturierung helfen. Insbesondere wenn wir lernen, unsere gewohnten Denkweisen sorgfältig zu untersuchen und zu modifizieren, können wir übermäßig negative und pessimistische Sichtweisen erfassen, die normalerweise unkontrolliert bleiben würden.

Hilfe bei Sucht- und Nüchternheitsproblemen

Unabhängig davon, ob es Ihr Ziel ist, ein destruktives Suchtverhalten zu bekämpfen oder nüchtern zu bleiben und Ihren Fortschritt aufrechtzuerhalten, spielen Denkweise und Selbstgespräche eine entscheidende Rolle. Insbesondere wie wir mit Heißhunger umgehen, kann insbesondere durch unsere routinemäßigen Denkweisen über die Erfahrung von Verlangen und anderen Suchtauslösern beeinflusst werden.

Die mentale Meisterschaft, die sich aus der kognitiven Umstrukturierung ergibt, kann das Management von Heißhungerattacken und Sucht weitaus praktikabler machen. Wenn wir lernen, mehr Kontrolle und Entscheidungsfreiheit über unsere Gedanken und Emotionen zu erlangen, erstreckt sich dieselbe Entscheidungsfreiheit und Kontrolle auf unser Verhalten. Mit anderen Worten, es ist einfacher, unsere Handlungen zu verwalten, wenn wir in der Lage sind, unsere Gedanken zu verwalten.

Durchsetzungsvermögen und Selbstvertrauen aufbauen

Durchsetzungsvermögen ist die Fähigkeit, sich auf eine Weise auszudrücken, die sowohl ehrlich als auch uns selbst treu ist, aber auch andere respektiert.

Durchsetzungsvermögen ist jedoch mehr als eine Art der effektiven Kommunikation. Es bedeutet, sich unseren höchsten Werten zu verpflichten und bereit zu sein, diese Werte und Ziele zu verfolgen, unabhängig davon, wie wir uns von Moment zu Moment fühlen.

Leider lenken uns unsere eigenen Selbstgespräche und mentalen Gewohnheiten oft von unseren Werten ab und handeln eigenständig. Infolgedessen schwinden unser Selbstvertrauen und unser Selbstbewusstsein kann zerbrechlich und brüchig werden.

Die Verwendung von kognitiver Umstrukturierung zur Pflege einer durchsetzungsfähigen und robusten internen Stimme ist eine fantastische Möglichkeit, um selbstbewusster zu sprechen und zu handeln.

Empathie und Selbstmitgefühl pflegen

Ob gut oder schlecht, unsere Gesellschaft und Kultur tendieren dazu, Urteilsvermögen zu betonen und zu fördern: Wir halten uns (und andere) an hohe Standards und weisen schnell darauf hin, wenn diese Standards nicht erfüllt werden.

Eine unterschätzte Denkweise ist das, was wir als Beobachtungs- oder Wertschätzungsmodus bezeichnen könnten. Anstatt alles zu analysieren und zu kritisieren, ist es möglich, eine Denkweise zu entwickeln, die nicht wertend anerkennt und beobachtet. Diese einfühlsame, mitfühlende Denkweise ist besonders hilfreich, wenn es um unser geistiges und emotionales Wohlbefinden geht.

Durch das Lernen, übermäßig wertende und kritische Denkmuster zu identifizieren und zu modifizieren, kann uns die kognitive Umstrukturierung dabei helfen, zu einem einfühlsameren und mitfühlenderen Denkstil überzugehen.

Erhöhen Sie das Selbstbewusstsein und die persönliche Einsicht

Eines der vielen Probleme mit einem Geist, der ständig voller negativer Gedanken ist, ist, dass er keinen mentalen Raum für Reflexion und Selbstbeobachtung lässt. Wie können wir unsere wichtigsten Werte oder Bestrebungen nachdenklich berücksichtigen, wenn wir uns ständig um die Zukunft sorgen oder über die Vergangenheit nachdenken?

Einer der am meisten unterschätzten Vorteile der kognitiven Umstrukturierung besteht darin, dass häufig überraschend viel „mentale Bandbreite“ freigesetzt wird und wir auf diese Weise Raum haben, über tiefere, aussagekräftigere Fragen über uns selbst nachzudenken.

So führen Sie kognitive Umstrukturierungen durch: Ein schrittweiser Plan

Nachdem wir ein wenig darüber gesprochen haben, was kognitive Umstrukturierung ist, wie sie aussieht und welche Vorteile sie bietet, ist es an der Zeit, sich mit den Grundlagen zu befassen.

Ein kurzer Hinweis, bevor wir loslegen: Wie beim Laufen auf dem Laufband oder beim Üben von Skalen am Klavier liegt die Kraft der kognitiven Umstrukturierung darin, dies im Laufe der Zeit konsequent zu tun. Es reicht nicht aus, es nur zu verstehen und gelegentlich zu tun. Damit kognitive Umstrukturierungen einen bedeutenden Einfluss auf Ihr Leben haben, müssen diese konsequent durchgeführt werden und zur Gewohnheit werden. Wir werden später mehr darüber sprechen. Es ist wichtig, dass Sie Ihre Erwartungen realistisch im Voraus festlegen.

Was folgt, sind die 6 grundlegenden Schritte, die zu befolgen sind, um eine kognitive Restrukturierung durchzuführen.

Schritt 1: Drücken Sie die Pause-Taste

Kognitive Umstrukturierung kann in vielen Situationen nützlich sein. Die beste Zeit dafür ist jedoch, wenn Sie feststellen, dass Sie eine starke, negative und emotionale Reaktion auf etwas verspüren, insbesondere wenn Ihre Reaktion in keinem Verhältnis zu dem steht, was passiert ist.

Unsere typische Art, auf eine plötzliche Welle negativer Gefühle zu reagieren, besteht darin, instinktiv zu handeln:

Fühlen Sie sich wütend → rasten Sie aus.

Fühlen Sie sich ängstlich → verstecken Sie sich.
Fühlen Sie sich traurig → trinken Sie ein Bier.

Eine Alternative besteht darin, plötzliche, starke Emotionen als Hinweis oder Erinnerung zu verwenden, um stattdessen die Pause-Taste zu drücken. Fragen Sie sich dann nach einer kurzen Pause: Was ist hier los?

Wenn wir unsere instinktive Reaktion auf negative Gefühle hemmen und neugierig vorgehen können, steigen unsere Chancen, die Situation intelligent zu bewältigen, erheblich.

Schritt 2: Identifizieren Sie den Auslöser

Sobald Sie plötzliche, starke Emotionen als Anhaltspunkt für eine Pause verwendet haben, müssen Sie im nächsten Schritt ermitteln, welches Ereignis Ihre Reaktion überhaupt ausgelöst hat.

Ein auslösendes Ereignis ist oft etwas, das in unserer äußeren Umgebung passiert: Ein Mitarbeiter macht einen sarkastischen Kommentar, unser Ehepartner sieht uns „komisch" an, ein Auto schneidet uns auf der Autobahn usw.

Ereignisse in unserer inneren Umgebung - das heißt in unseren Köpfen - können aber auch als Auslöser wirken: Ein Gedanke kommt in den Sinn, dass wir vergessen haben, während des Treffens eine kritische Idee zu erwähnen, eine Erinnerung an einen kürzlich verstorbenen Freund usw.

Verwenden Sie wer, was, wann, wo, um das auslösende Ereignis in einer bestimmten Situation zu identifizieren:

Wer ist oder war bei mir, als ich verärgert war? Da wir von Natur aus sozial sind, spielen Menschen oft entweder eine direkte oder indirekte Rolle bei unseren emotionalen Reaktionen.

Was ist passiert? Was ist mir buchstäblich passiert, was dazu geführt hat, dass ich mich verärgert gefühlt habe? Denken Sie daran, dass kein Detail oder keine Tatsache zu klein sind, um Einfluss zu nehmen. Der Auslöser muss nicht groß und offensichtlich sein - tatsächlich ist er oft etwas ziemlich Kleines und Subtiles.

Wann war ich zum ersten Mal verärgert? Was ist unmittelbar davor passiert? Diese Frage ist besonders wichtig, wenn Sie Stunden oder Tage später eine kognitive Umstrukturierung durchführen.

Wo ist das alles passiert? Oft sind die ersten Auslöser für Aufregung ein Teil unserer physischen Umgebung oder mit ihr verbunden.

Schritt 3: Beachten Sie Ihre automatischen Gedanken

Automatische Gedanken sind unsere Standardinterpretationen dessen, was mit uns passiert. Sie sind fast immer spontan (d. h. wir haben sie nicht initiiert) und haben normalerweise die Form von verbalem Selbstgespräch oder manchmal von Bildern und Erinnerungen.

Wenn Sie beispielsweise während der Fahrt von jemandem geschnitten werden, lautet Ihr automatischer Gedanke möglicherweise „Was für ein Idiot!“. Wenn Sie spät in der Nacht eine E-Mail von Ihrem Chef sehen, könnte Ihr automatischer Gedanke lauten, dass Sie einen Fehler gemacht oder etwas vergessen haben. Oder wenn Sie eine Plakatwerbung für ein Bestattungsunternehmen sehen, wird zum Beispiel eine Erinnerung an die Beerdigung Ihrer Mutter ausgelöst.

Wir alle haben die ganze Zeit automatische Gedanken. Und die meiste Zeit bemerken wir sie entweder gar nicht oder wir sind uns ihrer nur vage bewusst. Wenn es um kognitive Umstrukturierung geht, ist es wichtig, die Gewohnheit aufzubauen, sich unserer automatischen Gedanken bewusster zu werden und sie wirklich genau zu untersuchen.

Schritt 4: Identifizieren Sie Ihre emotionale Reaktion und notieren Sie, wie intensiv sie ist

Emotionen entstehen durch unsere mentale Interpretation von Dingen, die passieren. Und die Art und Intensität der Emotionen, die wir erleben, hängen fast ausschließlich von der Art des Denkens ab, mit dem wir uns beschäftigen.

Verwenden Sie beispielsweise das obige Beispiel, wie Sie während der Fahrt geschnitten werden. Sie werden wahrscheinlich eine noch stärkere Form von Wut spüren, die vielleicht an Aggression grenzt. Allerdings ist es viel wahrscheinlicher, dass Sie so etwas wie Angst oder Unruhe erleben.

Schließlich kann Ihre emotionale Reaktion mehr als nur eine Emotion enthalten. Sie werden wahrscheinlich eine Mischung aus Wut und Angst erleben. In diesem Fall ist es gut, beide zu beachten, aber normalerweise gibt es eine, die stärker oder dominanter ist.

Bewerten Sie schließlich für jede identifizierte Emotion, wie intensiv sie auf einer Skala von 1 bis 10 war.

Schritt 5: Generieren Sie alternative Gedanken

Sobald Sie einen Auslöser identifiziert, Ihre automatischen Gedanken zu diesem Auslöser bemerkt und Ihre emotionale Reaktion zur Kenntnis genommen haben, besteht der nächste Schritt darin, alternative Gedanken für jeden Ihrer anfänglichen automatischen Gedanken zu entwickeln. Zum Beispiel beim Auto-Beispiel könnten Sie einen alternativen Gedanken nutzen. Sie könnten zum Beispiel, anstatt sich über den anderen Autofahrer auszulassen, erleichtert darüber sein, in keinen Unfall verwickelt worden zu sein.
In jedem Fall ist es wichtig, einfach flexibel zu sein und mehr Interpretationen zu finden als Ihre ersten automatischem Gedanken. Diese Praxis schafft mentale Flexibilität, eine Schlüsselkomponente für die Fähigkeit, sich von negativen Denkmustern und überwältigenden Emotionen zu lösen.

Zusätzlich zur einfachen Generierung weiterer alternativer Interpretationen oder Erklärungen dessen, was passiert ist, kann es nützlich sein, offensichtliche Fehler in Ihren anfänglichen Gedanken zu bemerken und alternative Gedanken zu entwickeln, die realistischer sind.

Wenn möglich, generieren Sie mindestens zwei oder drei alternative Gedanken für jeden übermäßig negativen automatischen Gedanken.

Schritt 6: Bewerten Sie die Intensität Ihrer emotionalen Reaktion neu

Nachdem Sie mehrere (hoffentlich realistischere) alternative Gedanken generiert haben, kehren Sie zu Ihren Emotionen zurück, die Sie in Schritt 4 identifiziert haben, und bewerten Sie deren Intensität neu. Fast immer sind sie zumindest bescheiden genug, um Ihre automatischen Gedanken in Frage zu stellen und alternative sowie realistischere zu generieren.

Dieser letzte Schritt ist von entscheidender Bedeutung, da das Bemerken und Fühlen der Abnahme Ihrer negativen Emotionen eine wichtige Verstärkung der neuen Gewohnheit der kognitiven Umstrukturierung darstellt.

Mit anderen Worten, es ist viel wahrscheinlicher, dass Sie als Gewohnheit daran festhalten und langfristig davon profitieren, wenn Sie die Belohnung für noch etwas geringere negative Gefühle erhalten.

Verwendung eines Gedankenprotokolls zur Durchführung kognitiver Restrukturierungen

Die oben genannten 6 Schritte bieten einen guten Überblick über die Elemente der kognitiven Umstrukturierung und deren allgemeine Vorgehensweise. Wenn wir jedoch zum ersten Mal anfangen, ist es hilfreich, eine bestimmte Vorlage zu haben, die uns durch die Schritte führt. Und genau dafür ist ein Gedankenprotokoll gedacht.

Ein Gedankenprotokoll ist lediglich eine Anleitung, um Sie durch die spezifischen Elemente und Schritte der kognitiven Umstrukturierung zu führen.

Oft hat es die Form eines Papierarbeitsblatts wie folgt:

GEDANKENAUFZEICHNUNG

DATUM:

SCHRITT 1: PAUSE
Was ist passiert?

SCHRITT 2: TRIGGER
Wer, was, wann, wo und warum?

SCHRITT 3: GEDANKEN
Welche Gedanken gingen mir unmittelbar nach dem Auslöser durch den Kopf?

SCHRITT 4: EMOTIONEN
Welche Emotionen fühle ich gerade? Wie intensiv sind sie auf einer Skala von 1 bis 10?

SCHRITT 5: ALTERNATIVE GEDANKEN
Was sind alternative - im Idealfall realistischere - Arten, das Geschehene zu interpretieren?

SCHRITT 6: EMOTIONEN NEU BEWERTEN
Wie intensiv sind meine Gefühle jetzt?

Wenn Sie gerade erst mit kognitiven Restrukturierungs- und Gedankenaufzeichnungen beginnen, empfehlen wir Ihnen zumindest zu Beginn den Papier- und Bleistiftansatz.

Untersuchungen haben ergeben, dass das Aufzeichnen von Notizen mit Stift und Papier zu einer besseren Codierung und Speicherung des Themas führt. Dies ist frühzeitig wichtig, wenn Sie versuchen, die gesamte Technik zu erlernen.

Die digitale Version Ihres Telefons ist jedoch häufig diskreter. Dies kann hilfreich sein, wenn Sie beispielsweise an einem öffentlichen Ort schnell eine kognitive Umstrukturierung durchführen möchten.

Sie können jederzeit eine Gedankenaufzeichnung verwenden, wenn Sie eine kognitive Umstrukturierung durchführen möchten.

Am Anfang ist es normalerweise am besten, Ihre kognitive Umstrukturierung immer in Form eines Gedankenprotokolls durchzuführen, damit Sie den Prozess lernen können. Sobald Sie genug Übung haben, können Sie schließlich die gesamten sechs Schritte in Ihrem Kopf durchlaufen.

Kognitive Verzerrungen verstehen

Keine Diskussion über kognitive Umstrukturierungen und Gedankenaufzeichnungen wäre vollständig ohne einen Hinweis auf kognitive Verzerrungen und die Rolle, die sie bei der Umstrukturierung negativer Denkmuster spielen.

Kognitive Verzerrungen sind unrealistische, übertriebene und im Allgemeinen ungenaue Formen des Selbstgesprächs. Und diese gewohnheitsmäßigen Ungenauigkeiten oder Verzerrungen in der Art und Weise, wie wir denken, führen tendenziell zu Verzerrungen in unserem Gefühl - normalerweise in Form von übermäßig starken negativen Emotionen.

Stellen Sie sich vor, Sie haben an einem Sonntagnachmittag eine E-Mail von Ihrem Chef erhalten, in der es heißt: „Wir müssen uns am Montagmorgen so schnell wie möglich sprechen“

Stellen Sie sich nun zwei verschiedene Denkweisen vor:

- “Oh, mein Chef wird mich feuern, ich weiß es. Ich habe die Präsentation letzte Woche total vermasselt.“

- „Hmmm, das klingt zunächst bedrohlich. Aber eigentlich könnte es sich um alles handeln.“

In der ersten Antwort gibt es zwei kognitive Verzerrungen:

„Mein Chef wird mich feuern, ich weiß es.“ Diese Aussage ist, was Psychologen „Gedankenlesen“ nennen, und es passiert, wenn wir vorhersagen, was jemand anderes denkt, ohne Beweise dafür zu haben, ob es wahr ist oder nicht.

„Ich habe die Präsentation total vermasselt ...“. Dies nennt man Vergrößerung, und das passiert, wenn wir einen Fehler machen und ihn überproportional darstellen.

In beiden Fällen war es unrealistisch negativ, wie wir mit uns selbst gesprochen haben. Infolgedessen erlebten wir wahrscheinlich eine erhebliche Dosis negativer Emotionen wie Angst, Unruhe oder Scham.

Natürlich spielen wir alle manchmal ein bisschen voreilig und locker mit unserem Selbstgespräch. Wenn Sie jedoch ständig auf Dinge überreagieren, besteht eine gute Chance, dass Ihre gewohnte Art, mit sich selbst über Dinge zu sprechen, einige kognitive Verzerrungen enthält.

Um Ihnen zu helfen, Ihre eigenen kognitiven Verzerrungen besser zu erkennen und zu bestreiten, finden Sie hier eine Liste der häufigsten Arten von kognitiven Verzerrungen, gefolgt von einer kurzen Beschreibung und einem Beispiel für jede.

Gedankenlesen

„Gedankenlesen" bedeutet anzunehmen, dass wir verstehen, was andere Menschen, ohne Beweise, denken. Letztendlich ist Mind Reading ein Versagen der Vorstellungskraft - wir stellen uns das Negative nur vor, ohne andere Möglichkeiten in Betracht zu ziehen, von denen einige zwangsläufig neutral oder sogar positiv sind.

Beispiel: Ihr Ehepartner begrüßt Sie nicht, wenn Sie von der Arbeit nach Hause kommen, also nehmen Sie vermutlich an, dass er wegen etwas verstimmt ist, dass Sie getan haben.

Übergeneralisierung

„Übergeneralisierung" ist, wenn wir die Beweise für etwas erweitern, das über das Angemessene hinausgeht.

Beispiel: Nachdem Ihnen mitgeteilt wurde, dass Ihr Flug eine Verspätung hat, kommentieren Sie in Gedanken, dass es typisch ist, da sich Ihre Flüge immer verspäten.

Vergrößerung

„Vergrößerung" ist, wenn wir unsere eigenen Fehler oder Mängel erkennen und sie vergrößern. Oft besteht die Vergrößerung darin, kleine negative Ereignisse zu katastrophalisieren und sie in unseren Köpfen zu Katastrophen zu machen.

Beispiel: Nachdem Sie ein kleines Herzklopfen verspürt haben, denken Sie eventuell an einen Herzinfarkt oder dass Sie in die Notaufnahme gehen müssen.

Minimierung

„Minimierung" ist das Spiegelbild der Vergrößerung und beinhaltet die Ablehnung unserer Stärken und positiven Eigenschaften. Wenn wir minimieren, fühlen wir uns oft minderwertig, weil wir uns nicht erlauben, von der Anerkennung unserer wahren positiven Eigenschaften und Leistungen zu profitieren.

Beispiel: Nachdem Sie einen Test zurückerhalten haben, denken Sie, dass Sie die gute Note zu Unrecht erhalten haben, da Sie die einfachste Frage in der Prüfung nicht gut beantworten konnten.

Emotionales Denken

„Emotionales Denken" ist, wenn wir Entscheidungen eher danach treffen, wie wir uns fühlen, als danach, was die Beweise tatsächlich suggerieren.

Beispiel: „Wenn ich mich nur motivierter fühlen würde, könnte ich mein Studium fortsetzen und den Urlaub ohne Schuldgefühle genießen."

Schwarz-Weiß-Denken

„Schwarz-Weiß-Denken“ ist die Tendenz, Dinge ausschließlich anhand extremer Kategorien zu bewerten. Es zeigt sich am häufigsten, wenn wir unsere persönlichen Qualitäten und Eigenschaften auf diese Weise bewerten.

Beispiel: Wenn Sie an ein Date zurückdenken, das anscheinend schlecht gelaufen ist, denken Sie vielleicht, dass Sie sich peinlich verhalten haben.

Personalisierung

„Personalisierung“ ist, wenn wir übermäßig viel Verantwortung übernehmen, insbesondere für Dinge, die größtenteils oder vollständig außerhalb unserer Kontrolle liegen.

Beispiel: Nachdem Ihr Kind am Ende eines Fußballspiels einen entscheidenden Fehler gemacht hat, gehen Sie davon aus, dass, wenn Sie mehr mit Ihrem Kind geübt hätten, als es Sie darum gebeten hatte, es Ihr Kind besser gemacht hätte.

Wahrsagen

„Wahrsagerei“ ist, wenn wir vorhersagen, was passieren wird, basierend auf wenig oder keinen wirklichen Beweisen. Wenn unser Verstand ein negatives Ergebnis oder ein Worst-Case-Szenario auf uns wirft, gehen wir stattdessen damit um und sagen uns, dass dies passieren wird.

Beispiel: Nach einem Treffen sagen Sie voraus, dass die Person sie hasst (Gedankenlesen) und dass sie auf keinen Fall auf ein zweites Date mit Ihnen gehen wird (Wahrsagen).

Beschriftung

„Beschriftung" ist, wenn wir uns selbst oder andere auf eine extreme Weise beschreiben, normalerweise negativ. Da Menschen und ihr Selbstbewusstsein (einschließlich unseres eigenen) sehr komplex sind und sich ständig ändern, ist die Beschriftung immer eine ungenaue Vereinfachung.

Beispiel: Nach einem Streit mit Ihrem Ehepartner betiteln Sie ihn eventuell als „Idiot".

Muss-Aussagen

„Muss-Aussagen" sind eine Art Selbstgespräch, in denen wir uns selbst motivieren, indem wir uns sagen, was wir tun sollen und was nicht. Wenn wir die Gewohnheit haben, Sollte-Anweisungen zu verwenden, stellen wir eine falsche Erwartung auf. Dies kann zu chronischer Frustration, Angst und Ressentiments führen.

Beispiel: Indem wir: „Ich muss das jetzt gut machen" sagen, bevor wir auf die Bühne gehen.

Behalten Sie die kognitiven Verzerrungen im Auge

Kognitive Verzerrungen sollten bei jeder kognitiven Umstrukturierung berücksichtigt werden. Tatsächlich haben einige Gedankenaufzeichnungen einen bestimmten Ort, an dem Sie feststellen können, welche kognitiven Verzerrungen in Ihren Gedanken vorhanden sind.

Wenn wir diese gewohnheitsmäßigen Wege, die unser Denken verzerren, besser erkennen können, korrigieren wir sie mit größerer Wahrscheinlichkeit, denken realistischer und fühlen uns daher nicht ganz so schlecht.

Häufige Hindernisse für die kognitive Umstrukturierung

Bisher haben wir erläutert, was kognitive Umstrukturierung ist, warum sie von Vorteil ist und wie sie genau durchgeführt wird, einschließlich der Verwendung eines Gedankenprotokolls und der Identifizierung kognitiver Verzerrungen.

Bevor wir dieses Kapitel beenden, ist es wichtig zu erkennen, dass es nicht einfach ist, sich daran zu gewöhnen, tatsächlich kognitive Restrukturierungen durchzuführen. Zum Teil, weil viele unerwartete, aber mächtige Hindernisse oft auftauchen und unsere besten Absichten entgleisen lassen.

Hier sind die häufigsten Hindernisse für die kognitive Umstrukturierung, auf die Sie stoßen könnten, sowie einige Überlegungen zu deren effektive Verwaltung.

Nicht üben

Einerseits klingt es offensichtlich: Damit kognitive Umstrukturierungen erfolgreich sind, müssen Sie üben. Und dennoch finden wir es überraschend, wie oft wir neue Dinge ausprobieren, um sofortige Ergebnisse zu erzielen.

Das Ziel der kognitiven Umstrukturierung ist es, die Art und Weise, wie wir negative Ereignisse in unseren Köpfen gewöhnlich interpretieren, grundlegend zu verändern. Es ist ein hohes Ziel. Und obwohl es vollständig machbar ist, braucht es Übung. Stellen Sie also Ihre Erwartungen entsprechend ein.

Ich erinnere mich nicht daran zu üben

Selbst wenn wir verstehen, dass kognitive Umstrukturierung Übung erfordert, um erfolgreich zu sein, gibt es ein damit verbundenes Problem, sich daran zu erinnern, überhaupt zu üben. Trotz unserer besten Absichten bleiben neue Gewohnheiten oft auf der Strecke, nur weil wir keine verlässliche Möglichkeit haben, uns daran zu erinnern, sie zu praktizieren.

Das Erinnern an kognitive Umstrukturierungen ist eine Herausforderung, da wir sie nicht einfach üben können, wenn wir einen freien Moment haben. Stattdessen wird es am besten unmittelbar nach einem Vorfall praktiziert, der dazu führt, dass wir uns aufregen.

Um dieses Problem rückgängig zu machen, beginnen wir möglicherweise damit, Dinge zu identifizieren, die wir tun, nachdem wir verärgert sind, und zu prüfen, ob wir diese Dinge nicht als Erinnerung zum Üben verwenden können.

Wenn Sie beispielsweise dazu neigen, Ihrem Partner eine SMS zu schreiben, wenn bei der Arbeit etwas Unangenehmes passiert, können Sie Ihren Partner bitten, Ihnen eine SMS mit einer Erinnerung an eine kognitive Umstrukturierung zu senden.

Oder sagen wir, wenn Sie in einen Streit geraten und sich aufregen, neigen Sie dazu, in Ihrem Zimmer zu verschwinden und am Computer herumzuspielen. In diesem Fall kann Ihnen eine Kurznotiz auf Ihrem Laptop mit der Aufschrift „kognitive Umstrukturierungen“ helfen, sich zu erinnern.

Üben im Kopf

Wir haben bereits darauf hingewiesen, aber es ist sehr wichtig (Grenzwert unerlässlich), dass Sie nicht versuchen, eine kognitive Umstrukturierung in Ihrem Kopf durchzuführen, wenn Sie zum ersten Mal anfangen. Das Aufschreiben und Verweisen auf einen Gedankenbericht helfen dabei, die Grundkenntnisse und Fähigkeiten zu erwerben, die Sie benötigen, um ihn erfolgreich abzuschließen.

Die kognitive Umstrukturierung auf Papier (oder digital) durchzuführen, hat einen zweiten großen Vorteil: Sie zwingt Sie, achtsamer zu werden.

Wir können nicht annähernd so schnell schreiben/tippen, wie wir denken können. Wenn wir also unsere Gedanken auf die Geschwindigkeit des Schreibens reduzieren, verringert dies häufig die Gesamtintensität unseres Gefühls (Denken Sie daran: Je mehr negative Gedanken Sie haben, desto negativer werden Sie das Gefühl haben, das Sie erleben werden).

Sie verbringen zu viel Zeit damit

Während zu wenig Zeit für das Üben der kognitiven Restrukturierung aufgewendet wird, wird dies offensichtlich den Nutzen einschränken. Zu viel Zeit dafür kann jedoch auch ein Problem sein.

Viele Menschen verbringen viel zu lange mit ihrer kognitiven Umstrukturierung, quälen sich mit winzigen Details und sind überaus gründlich. Das Problem ist, dass ein solcher Ansatz nicht nachhaltig ist und diejenigen, die diesen Weg gehen, schnell ausbrennen.

Eine gute Faustregel ist, dass die kognitive Restrukturierung nicht länger als 5 oder 10 Minuten dauern sollte. Zu Beginn kann es je nach Komplexität der Situation und Kenntnis der Übung etwas länger dauern. Im Allgemeinen sollte dies jedoch keine zeitintensive Aufgabe sein. Stattdessen sollte es chirurgisch sein - genau, aber präzise!

Das ist nur positives Denken

Eines der größten Missverständnisse über kognitive Restrukturierung ist, dass es „nur positives Denken" ist. Tatsächlich ist das überhaupt nicht so.

Das übergeordnete Ziel der kognitiven Umstrukturierung besteht nicht darin, positiver zu denken. Es geht darum, realistischer zu denken. Wenn Sie gewohnheitsmäßig unrealistisch negativ denken, führt eine kognitive Umstrukturierung natürlich zu einem positiveren Denken. Aber das ist einfach ein Nebeneffekt eines realistischeren Denkens.

Es fühlt sich zu simpel an

Viele Menschen haben instinktiv das Gefühl, dass etwas so Einfaches wie das Ändern der Wörter, mit denen Sie mit sich selbst sprechen, keinen signifikanten und anhaltenden Einfluss darauf haben kann, wie Sie sich regelmäßig fühlen. Und infolgedessen entlassen sie es sofort.

Das Gegenargument ist einfach: Was wäre, wenn Sie sich mit negativen Menschen umgeben würden, die Sie ständig beschimpfen und klein halten? Selbst wenn Sie wüssten, dass sie falsch liegen, würde die ständige Flut von Negativität Sie erreichen. Und letztendlich wäre es die Lösung, sich nicht so schlecht zu fühlen, wenn man die Art von Menschen ändert, mit denen man sich umgibt (oder sie dazu bringt, zu ändern, wie sie mit Ihnen gesprochen haben).

Ist es nicht schlecht, gegen meine Gedanken zu „kämpfen"? Sollte ich sie nicht einfach akzeptieren?

Das vielleicht legitimste Hindernis für die kognitive Umstrukturierung ist die Idee, dass es nicht immer eine gute Idee ist, sich auf unser negatives Selbstgespräch einzulassen.

Und tatsächlich ist dies wahr.

Während kognitive Umstrukturierungen oft hilfreich sind, ist dies nicht die einzige Möglichkeit, mit negativem Denken und Selbstgesprächen umzugehen. Tatsächlich empfehlen wir Ihnen auch einen achtsameren Ansatz, bei dem negative Gedanken beobachtet werden, ohne sich mit ihnen zu beschäftigen.

Der Punkt ist, dass kognitive Restrukturierung ein Ansatz ist - und oft ein leistungsfähiger -, aber wir sollten anerkennen, dass es andere Ansätze gibt, die je nach Kontext gleich oder sogar effektiver sein können.

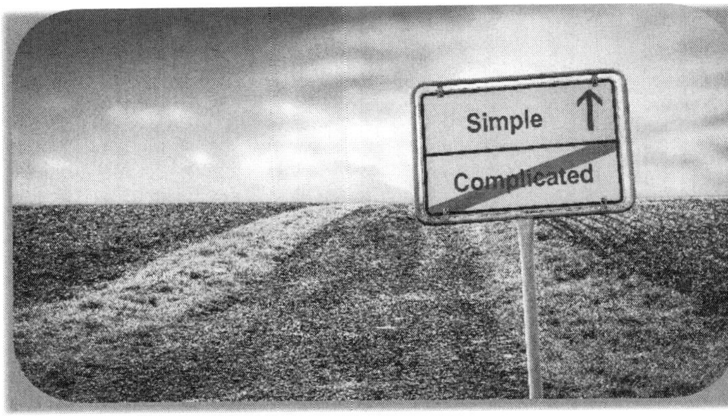

30 einfache Wege, um Wut zu kontrollieren und sich besser zu fühlen

In diesem Kapitel werden gängige Wutmanagementtechniken beschrieben. Diese Techniken führen nicht zu Ergebnissen, wenn Sie diese nur beiläufig anwenden. Sie müssen verpflichtet sein, diese Techniken tatsächlich anzuwenden und zu üben, bevor sie sich positiv auf Ihr Leben auswirken können.

1. Kontrollierte tiefe Atmung

Ihre Atemfrequenz und Ihre Herzfrequenz steigen, wenn Sie emotional erregt werden. Sie können lernen, diese Erhöhungen umzukehren, indem Sie Ihre Atmung absichtlich verlangsamen. Wenn Sie sich auf diese Weise entspannen, behalten Sie die Kontrolle.

Sie können feststellen, dass Sie schnell und flach atmen, wenn Sie verärgert sind. Wenn Sie zulassen, dass diese flache Atmung nur in der Brust fortgesetzt wird, wird Ihre Wut nur noch verstärkt. Ergreifen Sie stattdessen Maßnahmen, um Ihre Atmung umzuleiten und Ihre Muskeln zu entspannen, damit Sie sich beruhigen. Nehmen Sie sich mindestens 15 Minuten Zeit, um diese Übung durchzuführen. Weniger Zeit als diese wird wahrscheinlich nicht vorteilhaft sein!

Langsames Atmen

Beginnen Sie Ihre Entspannungsbemühungen, indem Sie mehrere langsame und tiefe Atemzüge hintereinander machen, wobei Sie jedes Mal darauf achten, doppelt so lange auszuatmen, wie Sie einatmen.

Zählen Sie langsam bis vier, während Sie einatmen, und atmen Sie dann langsam aus, wenn Sie bis acht zählen.

Beachten Sie dabei, wohin die Luft in Ihrer Lunge fließt. Öffnen Sie Ihre Lungen und atmen Sie tief über die gesamte Reichweite der Lungen.

Ihr Atem sollte zuerst in Ihren Bauch, dann in Ihre Brust und schließlich in Ihre obere Brust direkt unter Ihren Schultern eindringen.

Fühlen Sie, wie sich Ihre Rippen ausdehnen, während sich Ihre Lungen ausdehnen. Achten Sie darauf, wie Ihre Rippen beim vollständigen Ausatmen an ihren ursprünglichen Ort zurückkehren.

Setzen Sie dieses Atemmuster einige Minuten lang fort und kehren Sie sofort zur normalen Atmung zurück, wenn Sie sich zu irgendeinem Zeitpunkt seltsam oder außer Atem fühlen.

Langsames, absichtliches und kontrolliertes tiefes Atmen auf diese Weise hilft, Ihren Atem wieder in ein normaleres, entspannteres Muster zu bringen. Da alle Dinge im Körper miteinander verbunden sind, ist es sehr wahrscheinlich, dass Sie bei der Kontrolle Ihres Atems auch Ihre Herzfrequenz verlangsamen und ein Teil Ihrer Muskelverspannungen nachlassen.

Wut manifestiert sich häufig in Form von Muskelverspannungen. Diese Spannung kann sich in Ihrem Nacken und Ihren Schultern ansammeln und lange nach dem Verschwinden Ihres Zorns bleiben. Wenn Ihr Nacken angespannt ist, fahren Sie mit der Übung fort, indem Sie Ihren Kopf langsam und sanft (und wir meinen sanft) in Richtung einer Schulter und dann in Richtung der anderen rollen. Koordinieren Sie Ihre Kopfrolle mit Ihrer Atmung. Rollen Sie Ihren Kopf beim Ausatmen sanft zur Seite, beim Einatmen zurück in die Mitte und beim Ausatmen zur anderen Seite. Wiederholen Sie diese Technik vorsichtig mehrmals, bis Sie spüren, wie sich die Muskeln in Ihrem Nacken ein wenig entspannen.

Sie können einen Teil Ihrer Schulterspannung abbauen, indem Sie absichtlich und vorsichtig mit den Schultern zucken und sie mehrmals lösen. Schulterrollen vor und zurück können ebenfalls helfen. Wenn Sie diese Techniken zusammen anwenden, können Sie sich entspannen.

Wenn Ihr Gesicht, Ihr Hals und Ihre Schultern entspannter werden, prüfen Sie, ob Sie Spannungen in anderen Körperteilen feststellen können.

2. Progressive Muskelentspannung

Spannen Sie die gestressten Muskeln langsam an und lassen Sie sie dann los.

Bewegen Sie sich von einer Muskelgruppe zur nächsten, bis Sie jeden Abschnitt Ihres Körpers mit einem Zyklus von Spannung und Entspannung behandelt haben.

Mit ein wenig Übung können Sie sich in wenigen Minuten über Ihren gesamten Körper arbeiten. Das Anspannen und anschließende Entspannen Ihrer Muskeln kann Ihnen manchmal helfen, eine bessere Entspannung zu erzielen als die Entspannung allein.

Insgesamt sollten Sie sich 20 bis 30 Minuten Zeit nehmen, um sich zu beruhigen. Halten Sie Ihre Atmung während dieser Zeit sehr tief und sehr regelmäßig. Sagen Sie sich, dass Sie sich beruhigen und sich bald viel ruhiger fühlen werden.

Entspannungstechniken wie die oben beschriebenen können Ihnen helfen, sich zu entspannen, und haben den positiven Nebeneffekt, dass Sie sich nicht weniger darauf konzentrieren, wütend zu sein. Sie geben Ihnen auch Zeit, über die Situation nachzudenken, die Sie verärgert hat. Zeit, die Ihnen hilft, neue Lösungen für die Probleme zu finden, mit denen Sie konfrontiert sind.

3. Weniger Junk-Food

Überspringen Sie auch keine Mahlzeiten. Wenn wir hungrig sind, wollen wir oft jemandem den Kopf abbeißen. Das liegt daran, dass bei einem Absinken des Blutzuckers die Freisetzung von Cortisol und Adrenalin ausgelöst wird, um gespeicherte Glukose in Ihren Blutkreislauf zu ziehen. Diese Hormone lösen ängstliche, verärgerte oder aggressive Gefühle aus.

4. Stehen Sie hinter der Wut

Es tut Ihnen nicht gut, das Ziel Ihres Zorns oder Ihren Blutdruck zu ignorieren und so zu tun, als wären Sie nicht wütend - besonders wenn Sie fast karikaturistische körperliche Anzeichen von Wut zeigen. Viele Menschen denken, Wut anzuerkennen ist dasselbe wie unangemessen zu handeln. Das ist nicht wahr und der Unterschied zwischen diesen beiden Konzepten ist riesig. Zugeben, dass Sie verärgert sind, sei es für sich selbst oder so ruhig wie möglich für die Person, mit der Sie in Konflikt stehen („Ich gebe zu, dass ich hier verärgert zu sein scheine. Ich möchte dies lösen und nichts tun, was ich bereue.„) kann die Gefühle bestätigen. Dies kann Ihnen wiederum helfen, sich stärker befähigt zu fühlen, auf eine Lösung hinzuarbeiten, und es wird auch den Konflikt in Ihnen selbst verringern.

5. Finden Sie das große Ganze

Wenn Sie sich immer noch von dieser Interaktion mit Ihrem Kollegen oder dem bissigen Ton der Person, die im Café in der Schlange steht, gedämpft fühlen, ist es möglicherweise an der Zeit, eine Liste der Dinge zu erstellen, für die Sie dankbar sind. Dankbarkeitsmeditationen oder sich auf das konzentrieren, was in Ihrem Leben richtig ist, lassen das, worüber Sie wütend sind, eher als einen Maulwurfshügel als einen Berg erscheinen. Sie können sich auch entscheiden, über die Person nachzudenken, von der Sie glauben, dass sie Ihnen Unrecht getan hat, und sich vorstellen, auf welche einzigartigen Herausforderungen sie möglicherweise reagieren. Denken Sie darüber nach, wie sie Empathie gebrauchen können, und versuchen Sie, sie ihnen mental zu geben - das kann Ärger oft neutralisieren.

6. Teilen - sorgfältig

Wenn es einen Freund oder einen geliebten Menschen gibt, dem Sie vertrauen, kann es manchmal hilfreich sein, Ihre Gefühle mit ihm zu teilen. Beachten Sie jedoch, dass nicht jeder in der Lage ist, schwierige Gefühle auf gesunde und unterstützende Weise zu hören. Einige sind vielleicht keine guten Zuhörer und könnten einfach versuchen, Ihre Gefühle für Sie in Flaschen zu füllen. Andere könnten versuchen, die Flammen zu entfachen.

7. Handeln

Wenn zum Beispiel jemand vor ihnen ein schlechter Autofahrer ist, fahren Sie einfach weiter. Wenn Sie jedoch Teil einer toxischen Beziehung oder Opfer eines Manipulators sind, müssen Sie alles tun, um Schritte zur Verbesserung der Situation festzulegen. Ein spezifischer Aktionsplan mit methodischen Zielen und den Wegen dorthin kann ein sehr wichtiges Gefühl der Kontrolle vermitteln, Ihren Stress reduzieren und Ihren Frieden erhöhen.

8. Wachsam sein

Manchmal scheinen die Dinge gelöst zu sein, aber die Wut bleibt in Form von Reizbarkeit, Schlaflosigkeit oder sogar Depression bestehen. Die Steigerung Ihrer Achtsamkeit durch Ihr Bewusstsein im Moment Ihrer Gedanken und Gefühle und der Auslöser, die sie zu verursachen scheinen, kann als Frühwarnsystem für zukünftige Konflikte dienen. Es kann Ihnen auch dabei helfen, festzustellen, ob Ihre Wut auf etwas Tieferes zurückzuführen ist, das von einem Gespräch mit einem Fachmann profitieren könnte.

9. Entfernen Sie sich

Entfernen Sie sich aus einer Situation, die eskalieren kann. Untersuchungen legen nahe, dass eine aggressive oder frustrierende Situation durchschnittlich 45 Minuten dauert. Sich 45 Minuten aus der Situation zu entfernen, kann sich oft positiv auswirken.

Nach der Abkühlphase kann das Gespräch produktiver verlaufen.

Während einer Auszeit nach einer Konfliktphase werden entspannende Aktivitäten empfohlen.

Machen Sie einen Spaziergang in der Natur, trinken Sie etwas Wasser oder lesen Sie ein Buch. In diesem Zeitraum können sich die physiologischen Reaktionen abkühlen. Lassen Sie den Blutdruck und die Herzfrequenz wieder normal werden.

10. Kennen Sie Ihre Auslöser

Was bringt Ihr Blut zum Kochen?

Setzen Sie sich und machen Sie eine Liste der Dinge, die Sie am wahrscheinlichsten wütend machen. Dies kann Ihnen helfen, wütende Situationen zu vermeiden oder, wenn dies nicht möglich ist, zu wissen, wann Sie Maßnahmen ergreifen sollten, um Ihre wütenden Gefühle zu lindern.

Es ist besonders wichtig, wenn Sie sich gestresst fühlen, sich bewusst zu sein, was die Ursache ist.

11. Denken Sie an Ihren Bauchnabel

Das Zentrieren ist eine supereinfache Technik, die auch ein Kind anwenden kann. Alles, was Sie tun, ist, Ihren Geist auf Ihren Bauchnabel zu konzentrieren.

Wenn Sie sich konzentrieren, spannen Sie diese Muskeln an und ziehen Sie Ihren Bauchnabel in Richtung Wirbelsäule. Wenn Sie Pilates oder Yoga gemacht haben, sind Sie mit diesen tiefen Bauchmuskeln vertraut.

Diese Übung zu machen ist wirklich beruhigend und ermächtigend. Dies versetzt Sie in einen Zustand ruhiger Kontrolle, sodass Sie weniger wahrscheinlich reagieren.

12. Aufhellen

Wut tritt auf, wenn wir frustriert sind, aber wenn Sie sich ein wenig von der Situation zurückziehen, werden Sie vielleicht sehen, dass es ziemlich lächerlich ist. Nicht immer, aber oft. Bevor Sie Ihren Stapel sprengen, treten Sie zurück und prüfen Sie, ob Sie etwas Dummes über das Geschehen finden können.

13. Üben Sie die tägliche Ruhe

Wir können fast täglich Ärger und Frustration erleben, und je mehr wir es erleben, desto mehr wird es zu unserer Arbeitsweise.

Wenn Sie sich dazu verpflichten, tägliche Ruhe zu üben, wirken Sie dem Ärger entgegen. Sie üben etwas, das Ihrer Gesundheit und Ihrem Wohlbefinden viel besser kommt.

Das muss nicht schwer sein. Verbringen Sie einfach einen , oder zwei Momente damit, nichts zu tun, wann immer Sie können. Setzen Sie sich ruhig hin und stellen Sie fest, dass Sie nichts tun, und sehen Sie, wie beruhigend es ist.

14. Werden Sie neugierig

Wenn Sie das nächste Mal feststellen, dass Ihre Wut steigt, lenken Sie Ihre Energie in Neugier um. Seien Sie neugierig auf die Perspektive der anderen Person.

Stellen Sie so lange Fragen, bis Sie die Meinung der anderen Person vollständig verstanden haben. Sobald Sie dies getan haben, können Sie besser eine Lösung finden, die für alle geeignet ist.

15. Umarmen Sie einen Baum

Wenn Sie das Gefühl haben, vor Wut außer Kontrolle zu geraten, können Sie geerdet werden, indem Sie sich buchstäblich selbst erden. Umarmen Sie einen Baum, legen Sie sich auf den Boden oder setzen Sie sich mit dem Rücken zu einer großen, massiven Eiche.

Wenn Sie sich auf diese Weise mit dem Boden verbinden, fühlen Sie sich sowohl physisch als auch emotional unterstützt, ruhig und stabil.

Erdungsstrategien helfen Ihnen, sich von starken Emotionen zu lösen. Sie helfen Ihnen, die Kontrolle über Ihre Gefühle zu erlangen, damit Sie wieder die Kontrolle übernehmen können.

Wenn Sie eine tragbarere Strategie benötigen, stecken Sie einen kleinen Stein in Ihre Tasche. Wenn Sie sich von Emotionen überwältigt fühlen, greifen Sie in Ihre Tasche und konzentrieren Sie sich auf den Stein - beachten Sie dessen Textur, Größe und Temperatur. Diese Aktion konzentriert Sie auf die Realität und stabilisiert Ihre Emotionen.

16. Schließen Sie den Argumentationsraum

Wir sollten uns immer fragen, ob es sich lohnt, in den Streitraum zu gehen. Denken Sie immer nach, bevor Sie einen Streit starten.

17. Schauen Sie tiefer

Wut ist oft eine sekundäre Emotion, welche die wahren Gefühle darunter maskiert. Wenn Sie das nächste Mal wütend sind, schauen Sie in sich hinein und prüfen Sie, ob Ihre Wut eine weitere tiefere Emotion maskiert.

Wenn Sie die zugrunde liegende Emotion entdecken können, können Sie den wahren Grund für Ihre emotionale Reaktion ansprechen.

18. Schlafen Sie gut

Guter Schlaf ist ein wichtiger Faktor für eine gute psychische Gesundheit. Schlafentzug ist mit vielen gesundheitlichen Problemen verbunden. Dies verlangsamt den Prozess und lässt Zeit, um logische Denkmuster wiederherzustellen.

Die Qualität eines guten Schlafes trägt zu einer guten geistigen und körperlichen Gesundheit bei. Schlafen Sie also mindestens 7 Stunden pro Nacht.

19. Akupressur

Eine Behandlung, die erfolgreich war, um Menschen zu helfen, mit einigen ihrer negativen Emotionen umzugehen, umfasst Akupressur. Diese Technik wird oft verwendet, um Ärger zu kontrollieren, und wird durch Klopfen oder Reiben des Körpers an bestimmten Stellen erreicht. Wenn Sie sich für Akupressur entscheiden, um Ihnen zu helfen, müssen Sie sicherstellen, dass Sie sich an einen Fachmann wenden, der weiß, was er tut, anstatt zu einem Freund zu gehen oder es selbst zu tun.

20. Meditation

Meditation ist eine der effizientesten Möglichkeiten, um Ihre Wutprobleme zu lösen. Auf diese Weise können Sie sich ein paar Minuten Zeit nehmen, um tief zu atmen, dem Stress Ihres Lebens zu entfliehen und eine kurze Pause einzulegen. Manchmal fühlen wir uns durch all die Kämpfe, die in der Welt um uns herum stattfinden, überwältigt und der Ärger beginnt uns zu überwältigen. Mit Meditation haben Sie die Möglichkeit, jeden Tag etwa fünfzehn Minuten oder mehr Zeit zu haben, um sich ein wenig zu entspannen, und müssen nicht an etwas anderes als Ihre Atmung und vielleicht an ein Mantra denken.

Es gibt verschiedene Arten von Meditation, aus denen Sie auswählen können. Sie können einfach an Ihrem tiefen Atmen und nichts anderem arbeiten oder sich darauf konzentrieren, ein Mantra oder eine schöne entspannende Musik im Hintergrund zu hören. Jede Person wird ihre eigene Methode finden, um mit Meditation ruhig zu bleiben und nicht ihrem Ärger zum Opfer zu fallen. Es dauert jedoch einige Zeit, und Sie müssen dies möglicherweise einige Male am Tag in Ihr Leben umsetzen, um sich zu entspannen und bringen die Wut unter Kontrolle zu bringen.

21. Nicht überwältigt werden

Wut kann oft ein Symptom für Stress sein. Wenn Sie ständig gestresst sind, wird es schwierig sein zu kontrollieren, wie Sie auf kleinere Probleme in Ihrem Leben reagieren. Reduzieren Sie Stress, indem Sie sich nicht überwältigen lassen. Lösen Sie Probleme, sobald sie auftreten, überbuchen Sie Ihren Heim- oder Arbeitsplan nicht und lernen Sie, Meinungsverschiedenheiten, Schuldgefühle und Sorgen loszulassen.

22. Verwenden Sie effektive Kommunikation

Es ist wichtig Wutgefühle auszudrücken, dies jedoch eher durchsetzungsfähig als aggressiv. Sie sollten Ihre Gefühle nicht unterdrücken, aber Sie müssen sie angemessen ausdrücken. Machen Sie es langsamer und denken Sie darüber nach, was Sie sagen und was zu Ihnen gesagt wird, bevor Sie zu Schlussfolgerungen springen. Wählen Sie Ihre Worte sorgfältig aus und nehmen Sie sich wirklich Zeit, um der anderen Person zuzuhören.

23. Führen Sie ein Tagebuch

Wir empfehlen, ein Tagebuch über Ihre Wutgefühle und Ihre Reaktionen zu führen. Oft hilft es Ihnen, Ihre Gefühle aufzuschreiben, sie loszulassen, Klarheit über die Ursachen zu gewinnen und mit dem damit verbundenen Stress umzugehen.

24. Mit Vergebung heilen

Obwohl Sie sich wahrscheinlich vor dem Gedanken sträuben, jemandem zu vergeben, wenn Sie immer noch wütend sind, gibt es nur wenige Dinge, die Sie tun können, um das Wutmanagement zu verbessern.

Es könnte hilfreich sein, über die Dinge so nachzudenken: Wenn man wütend auf jemanden ist, kann er weiterhin eine Art Macht über Sie, Ihre Gedanken und Ihre Gefühle haben. Wenn Sie sich an einen Ort der Vergebung begeben, befreien Sie sich von diesem Halt und gewinnen Freiheit.

Wenn Ihnen die Person sehr wichtig ist und Sie eine ständige Nähe wünschen, müssen Sie sich möglicherweise zusammensetzen, besprechen, was passiert ist, und Vergebung anbieten (manchmal in beide Richtungen).

Wenn Sie es jedoch mit jemandem zu tun haben, der Ihre Tage nur negativ beeinflusst und Ihre Fähigkeit, gute Dinge anzuziehen, hemmt, sollten Sie überlegen, ob und wie Sie die Toxizität dieser Person aus Ihrem Leben herausschneiden könnten.

25. Werden Sie ein besserer Zuhörer

Während Sie wahrscheinlich die Vorzüge eines guten Zuhörers sehen, fragen Sie sich vielleicht, warum dies angeblich für Strategien zur Wutbewältigung relevant ist.

Im Wesentlichen ist der Gedanke, wenn Sie lernen können, „aktiv" zuzuhören. Dann verbessern Sie jeden Moment der Kommunikation zwischen Ihnen und anderen. Dies reduziert das Potenzial für Missverständnisse. Es fördert auch Empathie und reduziert oft das Gefühl der Irritation.

Die Grundlagen des aktiven Zuhörens drehen sich darum, sehr genau zuzuhören, ohne zu unterbrechen. Vermeiden Sie es auch, Ihre eigene Agenda aufzunehmen, während Sie die Worte der anderen Person aufnehmen. Beobachten Sie ihre Körpersprache, um subtile Hinweise auf zugrunde liegende Gedanken und Gefühle zu erkennen.

Es ist auch sehr nützlich, eine Zusammenfassung dessen zu „reflektieren", was Sie glauben, von der anderen Person gehört zu haben. Dies gibt ihnen das Gefühl, validiert zu sein.

26. Machen Sie Musik zu Ihrem besten Freund

Musik hören kann Ihre Stimmung sofort verbessern. Hören Sie sich Ihr Lieblingsgenre an oder erstellen Sie eine Wiedergabeliste, mit der Sie sich beruhigen können. Dies reduziert Ihre Wut erheblich und regelmäßiges Üben kann Ihnen auch dabei helfen, besser damit umzugehen!

27. Kanalisieren Sie es kreativ

Es wird gesagt, dass Wut eine der kreativsten Formen von Emotionen ist. Wenn man sie richtig kanalisiert, kann man sich entspannter und weniger wütend fühlen. Nehmen Sie Ihr Lieblingshobby auf, sei es Kochen, Zeichnen, Gartenarbeit, Backen, Poesie usw. Nehmen Sie sich etwas Zeit für diese Aktivitäten und sehen Sie eine Veränderung im Umgang mit Ihrem Ärger.

28. Sehen ist leider Glauben

Es besteht ein Phänomen, das als Spiegeleffekt bezeichnet wird. Es passiert, wenn Sie unbewusst den Gesichtsausdruck einer Person nachahmen. Wenn Sie jemanden anlächeln und er als Antwort die Stirn runzelt, runzeln Sie die Stirn, ohne es zu merken!

Ein anderes Beispiel ist, mit jemandem zusammen zu sein, der sich viel beschwert. Minuten später bemerken Sie, dass Sie sich negativer fühlen. Das liegt daran, dass Sie ihre Gefühle widerspiegeln. Das Gefühl der Gefühle eines anderen schafft unnötigen Stress. Das ist der Spiegeleffekt in Aktion.

Achten Sie auf Ihre Reaktionen, wenn andere verärgert sind. Achten Sie darauf, ihre Gefühle von Ihren zu trennen. Lassen Sie nicht zu, dass die Emotionen anderer Ihre diktieren!

29. Gedanken-Stopp

Lernen Sie „Gedanken stoppen“. Dies ist nützlich, wenn Sie eine bestimmte Episode, die Sie wütend gemacht hat, immer wiederholen. Halten Sie sich bewusst davon ab, diese Gedanken zu denken, indem Sie „STOP“ zu sich selbst sagen.

30. Wissen, wann Sie professionelle Hilfe suchen müssen

Wenn Ihre Wut trotz der Umsetzung der bisherigen Wutmanagementtechniken immer noch außer Kontrolle gerät oder wenn Sie mit dem Gesetz in Konflikt geraten oder andere verletzen, brauchen Sie mehr Hilfe. Es gibt viele Therapeuten, Kurse und Programme für Menschen mit Wutmanagementproblemen. Um Hilfe zu bitten ist kein Zeichen von Schwäche. Sie werden oft andere Menschen mit denselben Problemen finden, und direktes Feedback zu Techniken zur Kontrolle der Wut kann enorm hilfreich sein.

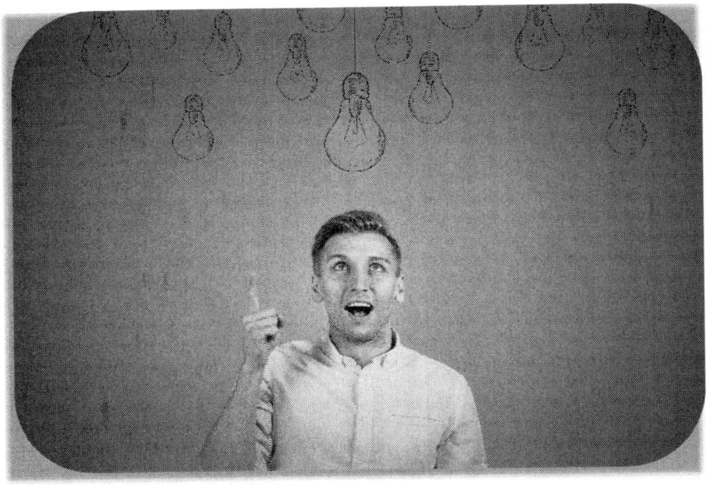

Fazit

Wut ist uns allen vertraut. Das Erlernen des Umgangs mit Wut erfordert Strategie- und Selbstkontrollpraktiken. Positive Dinge wie Bewegung, Denken und Lachen helfen, Ihren Ärger abzuwehren. Es ist einfach, aber effektiv, aufzuschreiben, wofür Sie dankbar sind, oder sich einen Moment Zeit zu nehmen, um zurückzutreten, wenn Sie versucht sind, wütend zu sein.

Was auch immer Sie tun, bleiben Sie mehrere Wochen dabei. Versuchen Sie nicht, alle Vorschläge gleichzeitig umzusetzen. Wählen Sie zuerst ein oder zwei aus. Sie werden überrascht sein, wie Sie die Dinge anders handhaben, wenn Sie einige Änderungen vornehmen. Kleine Änderungen führen oft zu signifikanten Ergebnissen. Also geben Sie nicht auf, bleiben Sie dran und finden Sie heraus, welche Wege für Sie am besten funktionieren.

Was auch immer der Grund für Ihre Wutausbrüche sein mag, nehmen Sie Mut aus der Tatsache, dass Sie lernen können, Ihre Wut zu kontrollieren und Ihre Emotionen zu verarbeiten. Die Wutmanagementtechniken aus diesem Buch sollen Sie in die richtige Richtung weisen.

Gönnen Sie sich Zeit und Raum, um die Ursache Ihres Ärgers zu finden und herauszufinden, wie Sie alte Wunden heilen oder mit aktuellen Belastungen umgehen können.

Vergessen Sie auch nicht, positive Maßnahmen zu ergreifen!

Bitten Sie um Hilfe und Unterstützung, wenn Sie diese benötigen, entweder von Ihren Lieben, Freunden oder einem Fachmann. Es wird ein wenig Zeit und einige konsequente, bewusste Anstrengungen dauern - aber wir wissen, dass Sie das lösen können, und wir wünschen Ihnen viel Glück dabei!

Weitere Bücher finden Sie hier

SCAN ME

Ein Mittel gegen Unzufriedenheit

SCAN ME

NLP 2.0

Vielen lieben Dank für Ihre Unterstützung

.

Haftungsausschluss

Die Umsetzung aller enthaltenen Informationen, Anleitungen und Strategien dieses E-Books erfolgten auf eigenes Risiko. Für etwaige Schäden jeglicher Art kann der Autor aus keinem Rechtsgrund eine Haftung übernehmen. Für Schäden materieller oder ideeller Art, die durch die Nutzung oder Nichtnutzung der Informationen bzw. durch die Nutzung fehlerhafter und/oder unvollständiger Informationen verursacht wurden, sind Haftungsansprüche gegen den Autor grundsätzlich ausgeschlossen. Ausgeschlossen sind daher auch jegliche Rechts- und Schadensersatzansprüche. Dieses Werk wurde mit größter Sorgfalt nach bestem Wissen und Gewissen erarbeitet und niedergeschrieben. Für die Aktualität, Vollständigkeit und Qualität der Informationen übernimmt der Autor jedoch keinerlei Gewähr. Auch können Druckfehler und Falschinformationen nicht vollständig ausgeschlossen werden. Für fehlerhafte Angaben vom Autor kann keine juristische Verantwortung sowie Haftung in irgendeiner Form übernommen werden.

Urheberrecht

Impressum

1. Auflage

Kontakt:
La Mancusa Daniele
Vorstadtstr. 52
73614 Schorndorf

Printed in Poland
by Amazon Fulfillment
Poland Sp. z o.o., Wrocław

77967424R00074